T0128299

Top im Gesundheitsjob

TOP im Gesundheitsjob – Einfach zum Mitnehmen!
Die Pocketreihe für Berufe im Gesundheitswesen mit Themen für Ihre Karriere und die persönliche Weiterentwicklung.
Top im Gesundheitsjob bietet Ihnen zum schnellen Nachlesen und Anwenden:

* Wissen rund um Themen für eine bessere Ausgangsposition in Gesundheitsberufen
* Autoren aus den Gesundheitsberufen
* Konzentration auf die wesentlichen, für die Umsetzbarkeit wichtigen Inhalte
* Eine kurzweilige und informative Wissensvermittlung
* Selbsttests, Übungen und Trainingsprogramme

Simone Schmidt

Anpacken – Projektmanagement in Gesundheitsberufen

2. Auflage

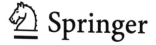

Simone Schmidt
Ladenburg, Deutschland

ISSN 2625-9400   ISSN 2625-9419   (electronic)
Top im Gesundheitsjob
ISBN 978-3-662-66645-6   ISBN 978-3-662-66646-3   (eBook)
https://doi.org/10.1007/978-3-662-66646-3

Die Deutsche Nationalbibliothek verzeichnet diese Publikation in der Deutschen Nationalbibliografie; detaillierte bibliografische Daten sind im Internet über http://dnb.d-nb.de abrufbar.

Planung/Lektorat: Sarah Busch
Springer ist ein Imprint der eingetragenen Gesellschaft Springer-Verlag GmbH, DE und ist ein Teil von Springer Nature.
Die Anschrift der Gesellschaft ist: Heidelberger Platz 3, 14197 Berlin, Germany

Vorwort

Kompakt, praxisnah, lesbar und damit hilfreich, so sollte diese neue Reihe für Berufstätige an der Basis sein. *Diese Bücher »Top im Gesundheitsjob« sind untereinander vernetzt.* Gerne habe ich dafür diesen Titel »Anpacken« zum Themenbereich »Projektmanagement« geschrieben.

»Kannst du bitte mal mit anpacken?« fragt Frau Müller ihren ältesten Sohn und hievt eine schwere Umzugskiste auf den LKW. Damit ist das große »Hausbau-Projekt« von Familie Müller fast abgeschlossen. Familie Müller hatte dieses Projekt lange geplant und vorbereitet. Nicht immer ist alles glatt gelaufen, manchmal mussten Entscheidungen kurzfristig verändert werden.

Im Gesundheitswesen finden noch immer viele kleine und große Projekte vollkommen ungeplant statt. Auch dann läuft nicht alles glatt, Unzufriedenheit und Frustration sind die Folge, wenn eine gute Idee in der Umsetzung scheitert und schließlich in irgendeiner Schublade verschwindet.

Dieses Buch soll dazu beitragen, dass Projekte im Gesundheitswesen gut durchdacht werden und die Umsetzung überschaubar wird, damit gute Ideen nicht verloren gehen.

Mein Dank gilt Frau Sarah Busch vom Springer-Verlag, die dieses Projekt begleitet hat, Frau Jeevitha Juttu für die kompetente und angenehme Zusammenarbeit, Frau Claudia Styrsky für ihre gelungenen Illustrationen sowie meiner unverändert geduldigen Familie.

Simone Schmidt

Kennen Sie das auch?

Seit 7 Jahren arbeitet Christina auf einer internistischen Station. Da sie als alleinerziehende Mutter teilzeitbeschäftigt ist, spielt die Dienstplanung für sie eine große Rolle in der Organisation des Alltags. Immer wieder werden Dienste kurzfristig geändert, weil Mitarbeiter erkrankt sind oder aus anderen Gründen ausfallen. Obwohl Christina prinzipiell immer bereit ist, einzuspringen oder Dienste zu tauschen, fällt es ihr sehr schwer kurzfristig die Kinderbetreuung zu gewährleisten, gerade in Ferienzeiten.

Auch andere Kollegen sind von der Unzuverlässigkeit des Dienstplans nicht begeistert und würden sich wünschen, langfristiger planen zu können. Immer wieder kommt es deshalb im Team zu Konflikten, mit dem Ergebnis, dass einzelne Mitarbeiter sich benachteiligt fühlen. Schon häufig wurde in Teamsitzungen über dieses Problem diskutiert, bisher konnte jedoch keine Lösung gefunden werden.

Christina denkt oft, dass die Planung von Arbeit und Alltag einfacher wäre, wenn sie frühzeitig ihre Dienste selbst planen könnte und erwähnt dies nebenher im Gespräch mit Kollegen. Der Stationsleiter Klaus fühlt sich zunächst angegriffen und verteidigt seine Planung. Er macht die Mitarbeiter darauf aufmerksam, dass es für ihn auch kein Zuckerschlecken ist, den Dienstplan zu erstellen. *»Meinetwegen könnt Ihr Euren Dienstplan gerne selber schreiben.«,* wirft er verstimmt in die Runde.

Am Abend denkt Klaus noch einmal in Ruhe über das Problem nach und hält den Gedanken gar nicht mehr für abwegig. Warum sollten die Mitarbeitenden ihren Dienstplan nicht vorab selbst festlegen? Wenn die Rahmenbedingungen und das Ergebnis stimmen, wäre dies für alle Beteiligten eine große Erleichterung.

Klaus und Christina beschließen, ein Projekt zur Veränderung der Dienstplanung zu starten.

Vanessa ist ein Computerfan. Auch in ihrer Freizeit verbringt sie viel Zeit am PC, im Internet und in Blogs und Foren. Dabei tauscht sie sich auch über berufliche Themen aus. Seit fast 2 Jahren arbeitet sie als Altenpflegerin im Pflegeheim Haus Elisabeth. Zuvor hat sie ihre Ausbildung in einem anderen Pflegeheim absolviert. In dieser Einrichtung wurde die gesamte Dokumentation am PC bearbeitet. Im Haus Elisabeth existiert noch eine Papierversion. Vanessa hat damit ihre Probleme, sie findet den Zeitaufwand für die Dokumentation auf dem Papier unangemessen und ärgert sich tagtäglich darüber. Gelegentlich spricht sie auch mit ihren Kollegen über dieses Ärgernis. Sie ist jedoch der Meinung, dass dieses Problem von der Leitungsebene des Hauses gar nicht wahrgenommen wird. *»Warum sollte ich mich hier engagieren, wenn es außer mir niemanden interessiert?«* fragt sich Vanessa gelegentlich.

Inhaltsverzeichnis

1 Einstieg in das Projektmanagement   1

1.1 Projektmanagement im Gesundheitswesen   3

1.2 Was ist Projektmanagement?   6

1.3 Wie funktioniert PM?   10

1.4 Wie funktioniert PM nicht?   11

1.5 Werkzeuge des Projektmanagements   16

2 Was halten Sie von PM?   21

2.1 Grundprinzipien für ein gelungenes PM   22

2.2 Hindernisse bei der Umsetzung   24

3 Das Projektteam: Wer macht mit?   27

3.1 Projektarbeit ist Teamarbeit   30

3.2 Teammanagement   39

3.3 Moderationstechniken   41

4   Werkzeugkiste   47
4.1   Initialzündung für ein Projekt   50
4.2   Projektplanung: Die nächsten Schritte   55

5   Praktische Projektdurchführung   81
5.1   Beispielprojekt: Einführung einer neuen
       EDV-Software   81
5.2   Initialisierung   82

6   Jetzt können Sie es anpacken   103
6.1   Was tun, wenn es nicht läuft?   104
6.2   Erste Hilfe im »Projektnotfall«   105

7   Agiles Projektmanagement   111
7.1   Agilität   111
7.2   Methode   112
7.3   Scrum im Gesundheitswesen   113

8   In aller Kürze   115
Weiterführende Literatur   116

Projektauftrag   117

Stakeholderanalyse   119

Risikoanalyse   121

Statusbericht   123

Abschlussbericht   125

Projektauftrag   127

Stichwortverzeichnis   129

Über die Autorin

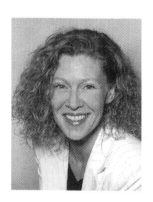

Simone Schmidt ist Gesundheits- und Krankenpflegerin, Qualitätsmanagerin, Dozentin und Gutachterin. Sie berät und begleitet seit vielen Jahren Einrichtungen im Gesundheitswesen, u. a. in den Bereichen QM, Organisation, Implementierung von Expertenstandards und Projektmanagement. Als Gutachterin ist sie bei verschiedenen Heimaufsichtsbehörden und Ämtern tätig.

1

Einstieg in das Projektmanagement

Der Anfang ist die Hälfte des Ganzen. (Aristoteles)

Sowohl der berufliche als auch der private Alltag sind zum größten Teil durch immer wiederkehrende Routineaufgaben bestimmt, die man ohne größere Planung oder Reflexion erledigen kann. Eine Abwechslung im Alltag stellen jedoch außergewöhnliche Aufgaben oder Veränderungen dar, die oftmals mit einer Herausforderung verbunden sind.

Beispiele

Familie Schulz möchte, wie jedes Jahr, in den Sommerferien verreisen. Für dieses Jahr haben sie jedoch ein außergewöhnliches Urlaubsziel gewählt. Mit 2 Kindern und der Schwiegermutter von Frau Schulz ist eine gemeinsame Rundreise durch Indien geplant.

© Der/die Autor(en), exklusiv lizenziert an Springer-Verlag GmbH, DE, ein Teil von Springer Nature 2022
S. Schmidt, *Anpacken – Projektmanagement in Gesundheitsberufen,* Top im Gesundheitsjob,
https://doi.org/10.1007/978-3-662-66646-3_1

Herr Meier lebt seit 6 Jahren mit seiner Freundin zusammen. Die beiden möchten nun eine gemeinsame Familie gründen und planen eine große Hochzeitsfeier mit der Familie, mit Freunden und Bekannten. Die anschließenden Flitterwochen möchten sie an einem besonderen Ort verbringen.

Völlig unerwartet ist der Ehemann von Frau Schneider verstorben. Gemeinsam mit ihren beiden Kindern muss sie nun das Begräbnis planen. Da Herr Schneider als selbständiger Unternehmer eine Firma mit 47 Angestellten geleitet hat, müssen die Hinterbliebenen auch die Zukunft des Familienunternehmens bedenken.

Familie Müller lebt mit 3 Kindern und einer Katze in einer beengten Mietwohnung. Seit Jahren spart die Familie für ein Eigenheim, in dem alle Familienmitglieder ihre Wohnvorstellungen umsetzen können und auch die rüstige Oma einziehen kann. Die Immobilienplanung von Familie Müller ist ein Beispiel für verschiedene Phasen des Projektmanagements, deshalb wird Familie Müller uns durch dieses Buch begleiten.

Projekte im Alltag können plötzlich auftreten oder absehbar sein, sie können positive oder negative Auslöser haben. Die Planung eines Projekts unterscheidet sich in Art und Weise sehr, je nach Größe und Komplexität. Während der eine mit Stift und Papier eine ausführliche Liste erstellt, entwickelt ein anderer einen Plan im Kopf oder erarbeitet sein Vorgehen mit einer Software.

Viele Projekte gehen über den privaten Bereich hinaus und beziehen auch das soziale Umfeld mit ein: der Leiter einer Pfadfindergruppe, der Elternbeiratsvorsitzende im Kindergarten oder in der Schule, der Vorstand des Gesangsvereins, der Trainer der Fußballmannschaft oder der Pfarrgemeinderatsvorsitzende, sie alle managen Projekte und leisten dadurch einen Beitrag, zur Verbesserung des Zusammenlebens.

1.1 Projektmanagement im Gesundheitswesen

Viel geläufiger ist der Begriff Projekt, wenn es um das Planen, Managen und Umsetzen von zeitintensiveren oder komplexen Aufgaben im Beruf geht, an denen oft mehrere Personen, Abteilungen oder Unternehmen mit unterschiedlicher Qualifikation zusammenarbeiten. Zumeist kennt man das Projektmanagement (PM) in Industriebetrieben, aber auch in großen Unternehmen des Dienstleistungssektors.

Die Ursprünge des Projektmanagements liegen weit in der Vergangenheit, so wurde schon der Bau der Pyramiden als Projekt geleitet. Strukturierte Methoden entstanden im 20. Jahrhundert. So entwickelte 1910 der amerikanische Unternehmensberater Henry Gantt ein Diagramm, das bei der Errichtung des Hoover-Staudamms eingesetzt wurde. Auch das Apollo-Programm oder das Manhattan-Project, mit dem Ziel, eine Atombombe zu entwickeln, sind Beispiele für Projektmanagement.

> Projekte im Berufsleben können dazu beitragen, die Zusammenarbeit im Team und mit Partnern zu verbessern.

Im Gesundheitswesen findet man sehr variable Verbreitungsgrade. In größeren Kliniken gibt es evtl. eigene Abteilungen für das Projektmanagement, in den anderen Einrichtungen des Gesundheitssektors ist PM kaum verbreitet, und z. T. sogar gänzlich unbekannt.

Der ambulante Pflegedienst Cura-Vita ist seit über 15 Jahren als angesehene und gut strukturierte Einrichtung regional bekannt. Regelmäßige Kundenbefragungen zeigen die gleichbleibend hohe Zufriedenheit von

Patienten und Angehörigen. Dennoch hat die Pflegedienstleitung Frau Faller das Gefühl, dass v. a. Angehörige von
dementen Patienten unter der enormen Belastung leiden.
Sie möchte zusätzliche Betreuungsangebote für Menschen
mit kognitiven oder psychischen Beeinträchtigungen
schaffen und bespricht diese Idee mit Herrn Bachmann,
dem Geschäftsführer und Frau Doberan, der Qualitätsmanagerin. Herr Bachmann ist skeptisch, weil er sich die
finanzielle Kalkulation nicht recht vorstellen kann. Frau
Doberan ist hingegen begeistert. Sie schlägt vor, die Pflegefachkraft Sylvia mit der Erarbeitung einer Konzeption zu
beauftragen, weil diese eine Weiterbildung zur geronto-
psychiatrischen Fachkraft absolviert hat. Das Konzept über-
zeugt nun auch Herrn Bachmann. Er beschließt gemeinsam
mit Frau Faller, das Projekt von Pflegerin Sylvia und Frau
Doberan durchführen zu lassen.

Der Begriff Projektmanagement ist für »Projektun-
erfahrene« schwer zu fassen. Auch genaue Definitionen
vermitteln nur ungefähr, wie PM funktioniert. Deshalb
werden an dieser Stelle zwar zunächst einige Definitionen
des Begriffs dargestellt, die Bedeutung für Gesund-
heitsfachberufe und die Möglichkeiten, die sich daraus
ergeben, erschließen sich hieraus jedoch nur bedingt.

Im Allgemeinen werden Projekte in Gesundheitsberufen ausgelöst durch Aussagen, wie »*Wir wollen uns
weiter verbessern.*« oder »*Wir möchten unsere Arbeit an
aktuelle Anforderungen anpassen.*«. In großen Unternehmen
ist der Auslöser meist der Wunsch, neue Produkte oder
Innovationen zu entwickeln.

Im Gesundheitswesen findet man statt »*Wir wollen…*«
oder »*Wir möchten.*« jedoch auch häufig Aussagen, wie
»*Wir müssen jetzt endlich mal.*« oder »*Wenn wir jetzt nicht
ganz schnell reagieren, gibt es Probleme.*«

Das Altenpflegeheim St. Martin rechnet seit Wochen mit der Prüfung durch den MDK. Die Pflegedienstleiterin Frau Schneider hat eine außerordentliche Sitzung der Wohnbereichsleitungen einberufen. Sie macht alle Verantwortlichen noch einmal darauf aufmerksam, dass die Umsetzung der Expertenstandards ein Bestandteil der Prüfung sein wird, und dass die Wohnbereichsleitungen in ihrem Wohnbereich eine Kontrolle durchführen sollten. Frau Wiczorek, Leiterin von Wohnbereich 3a ist erschüttert, in ihrem Wohnbereich habe die Umsetzung der Aktualisierungen noch gar nicht begonnen, dies sei ihr auch nicht bekannt gewesen. Die Mitarbeiter hätten die neuen Formulare noch gar nicht angesehen. Frau Schneider ist entsetzt, sie war von einer kompletten Einführung zum Vormonat ausgegangen. Sie macht Frau Wiczorek Vorwürfe, diese gibt die Schuld jedoch an Frau Schneider zurück und beanstandet, dass sie nicht korrekt informiert wurde. Beide verlassen die Sitzung verärgert. Das Projekt Expertenstandards wurde entweder nicht richtig kommuniziert oder nicht ernst genommen.

Ursache für solche und ähnliche Situationen ist auch die Tatsache, dass aufgrund der Entwicklung in den letzten Jahrzehnten alle Mitarbeiter im Gesundheitswesen maximal belastet sind und ihre Aufgaben unter großem Zeitdruck erfüllen. Dadurch bleiben kaum Freiräume für neue Ideen, Verbesserungen und kreative Ansätze.

In Zeiten der knappen Ressourcen in Gesundheitseinrichtungen sind Mitarbeiter überlastet, frustriert und unzufrieden mit dem Arbeitsumfeld. Für Projekte fehlen Zeit, Geld, Mitarbeiter, Kenntnisse und Freiräume.

Dieses Buch möchte dazu beitragen, Projekte im Gesundheitswesen zu erkennen, strukturiert durchzuführen, Risiken und Fehler zu vermeiden und eine erfolgreiche

Umsetzung der Ergebnisse zu ermöglichen, auch wenn keine Idealbedingungen vorhanden sind.

> Herr Dinkel ist Inhaber einer physiotherapeutischen Praxis. Wegen der enormen Nachfrage beschließt er, sein Bestellsystem zu optimieren. Er möchte über seine Homepage Termine vergeben und beauftragt eine Softwarefirma mit der Aktualisierung der Website. Seine Mitarbeiterin im Büro soll die online vergebenen Termine in den Kalender übernehmen. Sie vergisst jedoch häufig, zu Dienstende noch einmal nachzusehen, so dass wiederholt Termine doppelt vergeben werden, was die Patienten sehr verärgert und Herrn Dinkel in enormen Zeitdruck bringt. Er beauftragt seine Mitarbeiterin, das Zeitmanagement selbst neu zu gestalten. Die Mitarbeiterin ist erleichtert, weil sie die Terminvergabe nun an ihre Gewohnheiten und Abläufe anpassen kann und nicht umgekehrt. Sie übernimmt die Aufgabe mit Enthusiasmus und schafft es, innerhalb von 6 Wochen, eine Optimierung des Bestellsystems umzusetzen.

1.2   Was ist Projektmanagement?

Wenn Sie den Begriff Projektmanagement (PM) definieren möchten, sollten Sie die beiden Wörter Projekt und Management getrennt betrachten.

Ein Projekt unterscheidet sich von anderen Aufgaben insbesondere durch seine Einmaligkeit.

Projekt

Die DIN-Begriffsnorm 69901 definiert ein Projekt als „Vorhaben, das im Wesentlichen durch die Einmaligkeit der Bedingungen in ihrer Gesamtheit gekennzeichnet ist, wie z. B. Zielvorgabe, zeitliche, finanzielle, personelle und andere Begrenzungen, Abgrenzung gegenüber anderen

Vorhaben, projektspezifische Organisation". (DIN 69901 des Deutschen Instituts für Normung).

Dadurch besitzt das Projekt definitionsgemäß einen klaren Anfang und ein festgelegtes Ende. An dieser Stelle werden schon die ersten Stolpersteine des PM erkennbar (Abschn. 1.4).

Im Rahmen der Einführung eines Qualitätsmanagementsystems möchte die hausärztliche Praxis Dr. Wegener eine Kundenbefragung durchführen. Da der Praxisinhaber zeitlich eingeschränkt ist, beauftragt er seine Mitarbeiterin Frau Berger mit der Erstellung eines Fragebogens. Frau Berger fühlt sich überfordert, da sie nicht weiß, welche Inhalte abgefragt werden könnten. Dr. Wegener erkundigt sich noch 2-mal nach dem aktuellen Stand, vergisst das Projekt dann aber im Alltagsgeschäft. Frau Berger betrachtet das Thema somit ebenfalls als erledigt.

Der Begriff Management stammt aus dem Englischen, ist aber im deutschen Sprachgebrauch inzwischen beliebter als die deutsche Entsprechung »Führung« oder »Leitung«. Management stammt vom lateinischen Wort manus (die Hand) und bedeutet, »jemanden an die Hand nehmen und führen«.

Zusammengefasst bedeutet Projektmanagement demnach, eine besondere Aufgabe zu leiten oder ein Projekt zu führen.

Im Hospiz Sankt Lioba kommt es in den letzten Monaten vermehrt zu Konflikten, weil durch neue Mitarbeiter die bisherigen Pflege- und Betreuungsstandards in Frage gestellt werden. Langjährige Fachkräfte fühlen sich angegriffen, weil ihre Kompetenz angezweifelt wird. Die Fronten im Team verhärten sich zusehends, so dass der Stationsleiter Michael beschließt, ein klärendes Gespräch herbeizuführen. Er veranlasst eine außerordentliche Teamsitzung. Die Mitarbeiter sind im Gespräch gereizt, einigen sich aber darauf, eine Aktualisierung der Standards vorzunehmen. Uta, die seit 8 Monaten im Team ist und Brigitte, die schon seit 17 Jahren in Sankt Lioba arbeitet, sollen gemeinsam die Anpassung an aktuelle Anforderungen vornehmen. Beide Mitarbeiterinnen sind im Pflegeteam als engagierte und kooperative Fachkräfte anerkannt und können gut miteinander kommunizieren.

Projektmanagement ist Teamarbeit

Eigentlich ist Projektmanagement eine weiterentwickelte Art der Gruppenarbeit. Arbeitsgruppen kennen Sie sicher aus Ihrem privaten und beruflichen Umfeld und wissen, dass das Ergebnis der Gruppenarbeit besonders von der Zusammensetzung und der Teamfähigkeit der einzelnen Gruppenmitglieder sowie von der Führungskompetenz des Gruppenleiters abhängt.

Frau Gärtner ist als medizinische Fachangestellte in einer großen internistischen Gemeinschaftspraxis tätig. Die meisten ihrer Kolleginnen sind teilzeitbeschäftigt, so dass es in einigen Bereichen Zuständigkeitsprobleme gibt, obwohl alle Funktionen im Qualitätsmanagementhandbuch genau geregelt sind. Dies zeigt sich u. a. bei der Materialbestellung, so dass es immer wieder zu Engpässen kommt, worüber alle sehr verärgert sind. Frau Gärtner wird deshalb vom Ärzteteam beauftragt, den gesamten Prozess der Bestellung neu zu organisieren. Als ersten Meilenstein legt sie fest, dass alle Verbrauchsmaterialien in einer Materialliste erfasst werden sollen. Jede Kollegin soll einen Teilbereich übernehmen und bekommt für diese Aufgabe 3 Wochen Zeit. Frau Gärtner möchte anschließend eine Sollliste erarbeiten. Nach 3 Wochen stellt sie allerdings fest, dass außer ihr niemand seine Aufgabe erfüllt hat. Sie stellt die Mitarbeiterinnen zur Rede. Die Kolleginnen sind empört, sie hätten nicht gewusst, was sie tun sollen und hätten außerdem auch gar keine Zeit für so etwas.

Überträgt man ein Zitat des Kabarettisten Robert Griess auf das Projektmanagement, ergibt sich Folgendes (Abb. 1.1):

Wer glaubt, dass ein Projektmanager ein Projekt leitet, der glaubt auch, dass ein Zitronenfalter Zitronen faltet.

Der Projektmanager ist immer nur so erfolgreich, wie das Team, mit dem er zusammenarbeitet. Auch wenn die eigentliche Aufgabe des Projektleiters die Leitung des Projekts ist, muss er die Fähigkeit besitzen, auch ein Team zu leiten (Kap. 4).

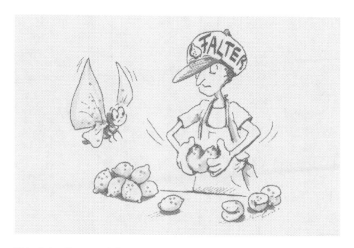

Abb. 1.1 Zitronenfalter

Klaus und Christina möchten Ihre Idee von der Veränderung der Dienstplanerstellung im Team besprechen, Klaus fürchtet jedoch, dass die Mitarbeiter diesen Vorschlag lächerlich finden und traut sich zunächst überhaupt nicht, das Thema anzusprechen. Christina spricht vor der nächsten Teamsitzung noch einmal mit Klaus: »Lass es uns doch einfach ausprobieren, es kann ja Nichts passieren.«

In der Teamsitzung spricht Klaus die »verrückte« Idee von Christina an, beschreibt seine Probleme bei der Erstellung des Dienstplans und erkundigt sich bei den Mitarbeitern, ob diese einen Versuch machen möchten.

Die Mitarbeiter reagieren zunächst skeptisch und überrascht, lassen sich dann jedoch überzeugen und sind spontan bereit, den Vorschlag auszuprobieren. Nachdem die Veränderung von allen akzeptiert wird, übernimmt Christina die Projektleitung. Im Verlauf der Projektarbeit freut sie sich, dass die Mitarbeiter interessiert mitarbeiten und in der Probephase der Planung rücksichtsvoll und umsichtig vorgehen.

1.3   Wie funktioniert PM?

Abhängig von der Aufgabe und der Zusammensetzung des Projektteams, funktioniert PM reibungslos, wie eine Art Selbstläufer oder überhaupt nicht. Dazwischen sind alle Abstufungen möglich.

Gerade zu Beginn eines neuen Projekts, wenn alle Teilnehmer voller Enthusiasmus und Tatendrang sind, wird die Ablaufplanung meist gut eingehalten, im weiteren Verlauf werden Sie feststellen, dass es zu Reibungen und Problemen kommen kann.

Als Projektmanager müssen Sie erkennen, wodurch Verzögerungen und Fehler verursacht werden.

Wenn man genauer wissen möchte, wie Projektmanagement funktioniert, ist es hilfreich, darüber nachzudenken, wie Projektmanagement nicht funktioniert (Abschn. 1.4).

Sven ist Stationsleiter auf der kardiologischen Intensivstation. Zur Anpassung der Arbeitszeiten für die Verbesserung der OP-Auslastung wurde auch die kardiologische Intensivstation aufgefordert, ihre Schichtzeiten neu zu strukturieren. Sven hat diesen Auftrag in der Leitungsrunde entgegengenommen. Nach 3 Wochen ist das Thema fast vergessen, weil eine Welle von Krankheitsfällen zu einer Überlastung der Mitarbeiter geführt hat. Bei der Teambesprechung gibt Sven diesen Auftrag nun an alle Mitarbeiter der Station weiter. Es kommt zu heftigen Diskussionen: Clara ist der Meinung, die anderen Bereiche sollten sich eben an ihr Schichtmodell anpassen, Julia interessiert sich überhaupt nicht für die Aufgabe, sie muss nach Hause, weil ihr Sohn krank ist und Max findet die Idee zwar gut, hat aber momentan keine Zeit, sich um diese Aufgabe zu kümmern. Außerdem geht er nächste Woche in Urlaub. Als Max aus dem Urlaub zurückkommt hat Sven zwar schon einige Gedanken notiert, ist aber frustriert, weil er sich um alles selbst kümmern muss.

1.4   Wie funktioniert PM nicht?

Verschiedene Studien haben herausgefunden, dass im IT-Bereich zwischen 16 und 29% aller Projekte erfolgreich abgeschlossen werden. Etwa 75% aller Projekte gehen also schief.

Es lohnt sich folglich, darüber nachzudenken, was Sie alles falsch machen könnten. Dadurch wird deutlich, auf was

Sie im Verlauf des Projekts besonders achten müssen, um Misserfolge und Enttäuschung zu vermeiden.

Ein Projekt wird von verschiedenen äußeren und inneren Faktoren beeinflusst. Wenn Sie diese Einflussfaktoren kennen, können Sie sie in allen Projektphasen gezielt berücksichtigen.

Einflussfaktoren

- Auftragsformulierung
- Zeit
- Projektteam
- Akzeptanz und Widerstände
- Abweichungen
- Hierarchien
- Projektkosten

Nachdem Sven die Widerstände im Team durch etliche Gespräche gelöst hat, alle Mitarbeiter nun an einer Umstrukturierung der Schichtzeiten interessiert sind und sich eine kleine Gruppe von Freiwilligen zusammengefunden hat, die Vorschläge erarbeitet, informiert der Stationsleiter die Pflegedienstleitung Frau Schubert. Frau Schubert ist in Zeitdruck und hört Sven nur mit halbem Ohr zu. Sie findet die Vorschläge der Gruppe gut und stimmt dem Vorhaben zu. Nach 2 Wochen bekommt Sven einen Anruf von Frau Schubert. Aufgeregt und vorwurfsvoll erkundigt sie sich, was auf der Intensivstation passiert sei, alle Mitarbeiter würden plötzlich längere Schichtzeiten in das Dienstplanprogramm eingeben. Sven solle dies umgehend erklären. Dieser erinnert Frau Schubert an die veränderten Schichtzeiten, die auch eine Verlängerung der Übergabezeiten beinhalte, da die Mitarbeiter diese als zu knapp empfanden. Frau Schubert fordert, die Umstellung sofort wieder rückgängig zu machen. Die zu viel geleisteten Stunden werde sie nicht vergüten.

Projektkiller

In der Praxis erlebt man immer wieder, dass enthusiastisch geplante Projekte einen negativen Verlauf nehmen. Für alle Mitglieder der Projektgruppe ist dies eine frustrierende Erfahrung, besonders für den Projektleiter. Die Motivation, neue Projekte in Angriff zu nehmen, geht schnell verloren. Veränderungen, neuen Ideen und Innovationen gegenüber, entsteht eine Einstellung unter dem Motto: »*Das ist sowieso sinnlos, hier kann man nichts verändern.*«.

Unter einer solchen Einstellung leiden insbesondere die Arbeitszufriedenheit und das Betriebsklima.

Praxistipp
Erfolgreich abgeschlossene Projekte üben einen positiven Effekt aus auf die Arbeitsatmosphäre.

Fast immer liegt die Ursache für einen Misserfolg im PM in einer unzureichenden Projektplanung. Die häufigsten Probleme entstehen schon zu Beginn der Planungsphase.

Dabei gibt es eindeutige »Killerprojekte«, also Projekte, die schon von Beginn an zum Scheitern verurteilt sind, sowie »Killerfaktoren«. Dies sind Faktoren, die ein eigentlich machbares Projekt derart beeinflussen, dass es im weiteren Verlauf zu schweren Beeinträchtigungen kommt, z. B.

- Endlosprojekte
- »Nebenher-Projekte«
- Unerwünschte Projekte
- Ungeplante Projekte
- »Ungemanagte« Projekte

Wenn ein Projekt durch den Auftraggeber lediglich durch eine Aussage, wie *»Kümmern Sie sich bitte darum.«* oder *»Würden Sie das übernehmen?«* ausgelöst wird, ist ein erfolgreicher Abschluss sehr unwahrscheinlich.

In der Leitungsrunde einer psychiatrischen Klinik weist die Pflegedienstleitung Frau Weber darauf hin, dass noch einige Aufgaben von verschiedenen Arbeitsgruppen zu erledigen sind. Zum einen sollten die Pflegestandards und der Hygieneplan aktualisiert werden, zum anderen möchte sie ein Einarbeitungskonzept für neue Mitarbeiter erstellen. Diese Punkte teilt sie den Stationsleitungen mit dem Satz »Denken Sie bitte einmal darüber nach.« mit. Niemand fühlt sich persönlich angesprochen, so dass die Stationsleiter für sich denken, irgendwer wird sich schon darum kümmern. Bis zur nächsten und übernächsten Leitungsrunde hat sich niemand konkrete Gedanken gemacht. Als die Projekte zum vierten Mal angesprochen werden, reagieren die Stationsleitungen genervt.

Mehrere Faktoren können das Ergebnis beeinträchtigen. **»Killerfaktoren«** sind z. B.

- Fehlender Auftrag
- Fehlende präzise Auftragsformulierung
- Fehlende Zielsetzung
- Fehlende Ablaufplanung
- Fehlende Ressourcen
- Fehlende Terminierung
- An den Interessen der Zielgruppe »vorbeigeplante« Ergebnisse

Wenn Familie Müller sich für eine Villa entschieden hat, wird sie mit einem Reihenhaus immer unzufrieden sein. In diesem Fall kann der Auftrag unklar formuliert sein, möglicherweise hat die Zielsetzung gefehlt bzw. die Ressourcen.

Risiken und Fehler

Die gravierendsten Probleme des Projektmanagements entstehen schon in der Planungsphase. In dieser Phase sollten Sie sich einige, häufig auftretende Risiken, immer wieder bewusst machen.

Risiken

- Der Auftrag wird durch den Auftraggeber immer wieder verändert.
- Der Auftrag ist den Mitgliedern nur vage bekannt.
- Der Projektleiter unterschätzt das kreative Potenzial der Projektgruppe.
- Der Projektleiter meint schon vorab das Ergebnis zu kennen, die Gruppenmitglieder fühlen sich überflüssig.
- Der Projektleiter trifft Entscheidungen im Alleingang, die Gruppe fühlt sich übergangen.
- Der Projektleiter betrachtet das Projekt als sein Baby, die Gruppe fühlt sich ausgeschlossen.
- Die Projektgruppe führt das Projekt gemeinsam durch, das Ergebnis findet jedoch im Restunternehmen keine Akzeptanz.

All diese Risiken können durch spezifische Techniken und Instrumente des PM vermieden werden, vorausgesetzt, sie werden rechtzeitig erkannt.

Statusberichte und ein offener Austausch im Projektteam sind unerlässlich, um Risiken frühzeitig zu erkennen.

Eine genauere Beschreibung und Erklärung anhand von Beispielen finden Sie bei der Beschreibung der einzelnen Projektphasen (Kap. 4 und 5).

1.5 Werkzeuge des Projektmanagements

Wenn Sie einen unerfreulichen Ausgang Ihres Projekts nach Möglichkeit vermeiden wollen, sollten Sie auf ein strukturiertes Vorgehen mit möglichst einfachen Techniken achten.

Komplizierte Instrumente oder eine aufwändige Software benötigt man nur in Großprojekten, etwa bei der Planung einer Großbaustelle oder bei der Entwicklung einer Produktionsanlage. Im Gesundheitswesen werden Veränderungen allerdings v. a. durch kleinere, überschaubare Projekte erreicht. Hier entstehen Innovationen fast immer auf der Basis von Visionen.

Frau Siebig hat seit 3 Monaten die Funktion der Wohnbereichsleitung im Altenpflegeheim Haus Seeblick übernommen. Sie ist in einem beschützten Wohnbereich für Bewohner mit kognitiven Einschränkungen tätig. Dieser Wohnbereich ist kleiner und überschaubarer als die anderen. Frau Siebig legt großen Wert auf die Ernährungspflege, da ein Großteil der Bewohner Probleme bei der Nahrungsaufnahme hat. Ihre Vision ist es, eine möglichst häusliche, normale Esssituation zu schaffen und auch gemeinsam mit den Bewohnern kleinere Mahlzeiten zuzubereiten. Gleichzeitig möchte sie den Expertenstandard Ernährungsmanagement implementieren. Frau Siebig kann ihr Team für die Umstellung der Speisenausgabe von einem Tablettsystem auf ein Schöpfsystem nach einiger Überzeugungsarbeit begeistern und entwirft zeitgleich neue Formulare für das Dokumentationssystem. Nachdem sie mit der

Pflegedienstleitung, dem Heimleiter und dem Küchenleiter gesprochen hat, wird ihr Modellprojekt genehmigt. Mit großem Eifer macht sich das gesamte Team an die Arbeit und schon nach einigen Wochen wird deutlich, dass sich zum einen die Atmosphäre im Speiseraum deutlich entspannt hat und die Bewohner mit größerem Appetit essen. Kein Bewohner hat in dieser Zeit an Gewicht verloren. Die Leitungsebene beschließt, diese Veränderung auch in den anderen Wohnbereichen einzuführen. Frau Siebig's Vision hat dazu beigetragen, dass sich die Ernährungssituation in der gesamten Einrichtung verbessert hat.

Wenn Sie viel Zeit aufwenden müssen, um sich in das Planungstool einzuarbeiten, ist es mit großer Wahrscheinlichkeit das falsche Instrument.

Der Planungsaufwand darf den Aufwand durch das Projekt selbst nicht übersteigen.

Bedenken Sie immer, dass auch die gesamte Projektgruppe gewisse Kenntnisse über die Projektphasen besitzen muss, um den Anschluss nicht zu verlieren. Anderenfalls sind Verzögerungen vorprogrammiert. Im schlimmsten Fall schläft das Projekt einfach ein, es ist gestorben und man redet nicht mehr darüber.

Internationale Standards unterteilen Projekte in eine **Projektstruktur** mit verschiedenen Phasen, in denen spezifische Werkzeuge zum Einsatz kommen. So beschreibt beispielsweise das Deutsche Institut für Normung in der Normenreihe DIN 69901 die Grundlagen des Projektmanagements:

1. Initialisierungsphase
2. Planungsphase
3. Durchführungsphase
4. Abschlussphase

Die 7 wichtigsten Projektwerkzeuge

- Auftragsklärung
- Kontextklärung
- Risikocheck
- Planung des Projektablaufs
- Teamführung
- Projektsteuerung
- Projektabschluss

Die Werkzeuge sollten in dieser Reihenfolge berücksichtigt werden. Eine genaue Beschreibung mit praktischen Beispielen erfolgt in den Kapiteln »Werkzeugkiste« und »Praktische Projektdurchführung« (Kap. 4 und 5).

In den einzelnen Projektphasen können Sie verschiedene Instrumente einsetzen. Diese werden theoretisch und mithilfe des Beispiels von Familie Müllers Hausbau erläutert (Kap. 4) sowie noch einmal anhand von praktischen Beispielen aus dem Gesundheitswesen erörtert (Kap. 5). Im Anhang finden Sie außerdem die erforderlichen Formularvorlagen, die in den einzelnen Projektphasen nützlich sind.

Im Gegensatz zum Management im Allgemeinen spielt beim Projektmanagement speziell die Planungskompetenz eine bedeutende Rolle. Obwohl Sie als Projektleiter auch eine gewisse Führungskompetenz benötigen, reicht diese allein nicht aus, um ein Projekt zu bewältigen.

Praxistipp

Wichtig ist v. a. ein strukturiertes Vorgehen, das sich an den geplanten Schritten orientiert. Dafür benötigen alle Mitglieder der Projektgruppe Motivation, Ausdauer und Disziplin.

Fazit

- Projektmanagement wird im Alltag eher unbewusst und mehr oder weniger erfolgreich durchgeführt.
- In Industriebetrieben und großen Unternehmen ist Projektmanagement eine Selbstverständlichkeit.
- Projektmanagement könnte im Gesundheitswesen vermehrt genutzt werden, um Verbesserungen der Qualität, neue Entwicklungen und dadurch eine bessere Arbeitszufriedenheit zu erreichen.
- Projekte im Gesundheitswesen laufen in der Praxis eher beiläufig und unstrukturiert, deshalb gehen sie oft schief.
- Projektmanagement kann einfach und effektiv sein.
- Wenn Sie PM nutzen wollen, sollten Sie immer die Definition im Hinterkopf haben.
- Projektmanagement funktioniert in der Praxis nur dann reibungslos, wenn alle Beteiligten sich als Team betrachten.
- Der Projektleiter besitzt v. a. Planungskompetenz.
- Je aufwändiger die Planungstools desto wahrscheinlicher treten dadurch Probleme bei kleinen Projekten auf.
- Projektmanagement bedeutet ein strukturiertes Vorgehen mit spezifischen Werkzeugen.
- Sie können durch ein geeignetes Projektmanagement sowohl die Umsetzung von Veränderungen gewährleisten als auch das Betriebsklima verbessern.

2

Was halten Sie von PM?

Ich will nicht nur an euern Verstand appellieren. Ich will eure Herzen gewinnen. (Mahatma Gandhi).
Hoffentlich sind Sie bereits neugierig auf das Projektmanagement und würden es gerne einmal ausprobieren. Die Vorteile des PM werden deutlich, wenn ein Projekt gut gemanagt wird, die Nachteile ergeben sich analog.

Vorteile des PM

- Effiziente Nutzung von Zeitressourcen
- Effizienter Einsatz von finanziellen Mitteln
- Hohes kreatives Potenzial
- Strukturierter Ablauf von Veränderungsprozessen
- Teamarbeit
- Erkennbares, positives Projektergebnis

© Der/die Autor(en), exklusiv lizenziert an Springer-Verlag GmbH, DE, ein Teil von Springer Nature 2022
S. Schmidt, *Anpacken – Projektmanagement in Gesundheitsberufen,* Top im Gesundheitsjob,
https://doi.org/10.1007/978-3-662-66646-3_2

Wahrscheinlich ist Ihre Einstellung aber eher neutral oder vielleicht sogar negativ, alleine der Begriff »Management« verursacht bei manchen Menschen eine Abwehrhaltung. Dieses Buch möchte dazu beitragen, ein gelungenes Projektmanagement zu ermöglichen.

2.1 Grundprinzipien für ein gelungenes PM

Wenn Sie beschlossen haben, ein Projekt in Angriff zu nehmen, müssen Sie nicht nur den Projektablauf berücksichtigen, Sie sollten zunächst die Grundprinzipien des PM kennenlernen.

Praxistipp
Dabei handelt es sich auch um eine prinzipielle Einstellung neuen Aufgaben und Herausforderungen gegenüber, so dass Sie sich genauso gut fragen könnten:

- Bin ich bereit für neue Ideen?
- Bin ich offen, neue Dinge auszuprobieren?
- Traue ich mir zu, Verantwortung zu übernehmen?
- Kann ich auch Misserfolge hinnehmen?
- Möchte ich mich voll für eine Aufgabe einsetzen?

Die Haltung gegenüber einer neuen Aufgabe trägt entscheidend zum erfolgreichen Verlauf bei. Machen Sie sich bewusst, dass Sie evtl. für Ihr Projekt »kämpfen« müssen. Dies wird nur gelingen, wenn Ihnen dieses Projekt sehr wichtig ist.

Den Ärger von Vanessa über die lästige Papierdokumentation haben ihre Kollegen schon mitbekommen.
Immer wieder schimpft sie über diese Zeitverschwendung.
   Karolina, die seit über 20 Jahren im Haus Elisabeth
arbeitet, kann den Ärger von Vanessa nicht nachvollziehen.
Sie findet die Arbeit am Computer beängstigend und ist
froh, dass das Haus Elisabeth noch mit dem herkömm-
lichen System arbeitet. Vanessa schwärmt jedoch bei
jeder Gelegenheit von den Vorteilen und der Zeitspar-
nis durch die Software, so dass Karolina ihre Abwehr
nach und nach verliert. Schließlich kann Vanessa alle Mitarbeiter ihres Wohnbereichs davon überzeugen, dass
die Dokumentationsarbeit durch die EDV vereinfacht
und reduziert wird. Gemeinsam beschließen sie, in der
Leitungsebene einen entsprechenden Vorschlag zu unter-
breiten. Vanessa ist begeistert, dass ihr Anliegen nicht auf
taube Ohren stößt, sie erklärt sich bereit, die Mitarbeiter
ihres Wohnbereichs auf die Umstellung vorzubereiten.
Schließlich übernimmt Vanessa die Funktion der EDV-
Beauftragten für das Haus Elisabeth.

Es gibt Grundprinzipien, die von dem gesamten Team
beachtet werden sollten, um die gemeinsamen Aufgaben
gut bewältigen zu können.

- Wir wollen etwas erreichen?
- Wir können etwas bewirken?
- Wir möchten uns verbessern!
- Wir schaffen es gemeinsam!
- Wir lassen uns nicht entmutigen!
- Wir sind erfolgreich!

Dabei handelt es sich allerdings nicht nur um leere
Phrasen, diese Aussagen sollen die Grundeinstellung des
Teams zu dem in Angriff genommenen Projekt abbilden.

Wenn alle Mitglieder des Projektteams mit einer offenen, positiven Einstellung an die Aufgabe herangehen, macht die Bewältigung häufig Spaß.

Aber auch wenn Einstellung, Ressourcen und Kommunikation im Projektteam gut funktionieren, treten im Verlauf des Projekts oft Hindernisse auf.

2.2   Hindernisse bei der Umsetzung

Jedes Projekt beinhaltet Stolperfallen, die rechtzeitig erkannt werden müssen. Sobald Sie in der Planung und Umsetzung des Projekts auf Unklarheiten oder Konflikte stoßen, müssen sie sofort reagieren.

Stolperfallen entstehen durch das Projekt selbst, durch das Projektteam, durch das Projektumfeld oder durch die Art der Durchführung.

> Ihre Aufgabe ist es, Stolperfallen zu erkennen, ernst zu nehmen, offen anzusprechen und zeitnah auszuschalten. Diese Aufgabe betrifft alle Mitglieder des Projektteams und funktioniert nur dann, wenn eine offene Kommunikation im Team existiert und alle die notwendigen Informationen besitzen.

Information und Kommunikation sind somit wichtige Bestandteile des Projektmanagements. Wenn diese Elemente fehlen, entstehen Konflikte, die während des gesamten Projekts weiterschwelen und den Erfolg gefährden.

Nachdem die Geschäftsführung des Hauses Elisabeth beschlossen hat, eine Software für die gesamte Pflege-dokumentation einzuführen, wird Schwester Vanessa als EDV-Beauftragte in das Projektteam für die Umsetzung aufgenommen. Außer ihr sind Mitarbeiter aus der Verwaltung, die Pflegedienstleitung, eine Ergotherapeutin und Pflegefachkräfte aus den anderen Wohnbereichen beteiligt. Insgesamt sind 9 Mitarbeiter des Hauses in der Projektgruppe EDV vertreten. Die Pflegefachkraft von Wohnbereich 2, Schwester Lucy, hat mit Schwester Vanessa gemeinsam die Ausbildung zur Altenpflegerin absolviert. Die beiden hatten schon während der Ausbildung Probleme miteinander, die durch private Konflikte verursacht wurden. Im Rahmen der Projektarbeit ist die Kommunikation zwischen Schwester Vanessa und Schwester Lucy erschwert.

Sobald eine der beiden eine Meinung vertritt, ist die andere prinzipiell dagegen. Das Projektteam leidet unter der Kommunikationsstörung.

Die Zusammensetzung des Projektteams ist deshalb ein entscheidender Erfolgsfaktor (Kap. 4).

Praxistipp

Eine offene Kommunikation und Informationsweitergabe im Team funktioniert nur, wenn in der Gruppe ein wertschätzender, respektvoller Umgang praktiziert wird. Beobachten Sie sich und die anderen Teammitglieder. Wie ist die Atmosphäre in der Gruppe? (Top im Gesundheitsjob: Einfach ein gutes Team!)

Immer dann, wenn verschiedene Charaktere gemeinsam Verantwortung übernehmen, sind Konfliktpotenziale gegeben. Diese sollten nicht nur negativ betrachtet werden, sondern auch als Möglichkeit, die Zusammenarbeit zu optimieren.

Vorhandene Konflikte müssen jedoch angesprochen und gelöst werden, besonders dann, wenn Sie feststellen, dass Teammitglieder gezielt gegeneinander arbeiten.

Fazit

- Das Projektteam muss eine gemeinsame Grundeinstellung entwickeln.
- Das Projektteam muss eine offene Kommunikation ein-
  üben.
- Die Informationsweitergabe im Team ist ein bedeu-
  tender Faktor.
- Konflikte müssen wahrgenommen und bearbeitet
  werden.

3

Das Projektteam: Wer macht mit?

Zusammenkunft ist ein Anfang. Zusammenhalt ist ein Fortschritt.
Zusammenarbeit ist der Erfolg. (Henry Ford)

Die Zusammenstellung des Projektteams ist für den Erfolg
der Teamarbeit ein entscheidender Faktor. Orientieren Sie
sich bei dieser Aufgabe an bestimmten Kriterien:

- Kompetenz
- Zeitliche Kapazitäten
- Besondere Stellung im Unternehmen
- Externer Teilnehmer als Berater
- Besondere Aufgaben im Team

Zur Vereinfachung nutzen Sie für diese Aufgabe die
Checkliste (Tab. 3.1).

© Der/die Autor(en), exklusiv lizenziert an Springer-Verlag
GmbH, DE, ein Teil von Springer Nature 2022
S. Schmidt, *Anpacken – Projektmanagement in
Gesundheitsberufen,* Top im Gesundheitsjob,
https://doi.org/10.1007/978-3-662-66646-3_3

Sie erhalten am Ende eine Liste von möglichen Projektteilnehmern, die zum Startworkshop eingeladen werden können, falls Sie unter Berücksichtigung der normalen Routinearbeit, zeitliche Kapazitäten besitzen.

Bedenken Sie, dass die Routinearbeit nicht unter dem Projekt leiden darf. Wenn ein Teammitglied seine zeitlichen Kapazitäten nicht einschätzen kann oder als zu knapp betrachtet, sollten Sie als Projektleiter, auf die kontinuierliche Mitarbeit verzichten. Es ist dann günstiger mit einem kleineren Projektteam zu arbeiten und stattdessen den Zeitbedarf zu verlängern als in einem größeren Team mit Mitarbeitern, die Zusagen nicht einhalten können.

Einbindung des Betriebsrats
Bei bestimmten Themen und in Abhängigkeit vom Auftrag prüfen Sie bei der Zusammenstellung des Projektteams, ob ggfs. der Betriebs- bzw. Personalrat ein Mitspracherecht besitzt. Klären Sie, ob der Betriebsrat mit einem Vertreter im Projektteam dabei sein möchte.

Tab. 3.1 Checkliste: Projektteam

Kriterium	Ergebnis
Welche Kompetenz wird dringend benötigt?	
Welche zeitlichen Kapazitäten können diese Teilnehmer zur Verfügung stellen?	
Wer kann diese Teilnehmer unterstützen?	
Wer muss aufgrund seiner Stellung im Team sein?	
Welche zeitlichen Kapazitäten besitzen diese Teammitglieder?	
Wer könnte sie bei Bedarf vertreten?	
Werden externe Berater benötigt?	
Wer kommt zusätzlich in Frage?	
Wer könnte organisatorische Aufgaben übernehmen (Protokolle, Statusberichte, Planung der Besprechungen)?	
Wer sollte in Teilaufgaben involviert werden?	

Die notwendige und von den Mitarbeitern gewünschte Verlängerung der Übergabezeiten auf der internistischen Intensivstation, führt zu einer Veränderung der Schichtzeiten. Diese muss vom Betriebsrat genehmigt werden.

Der Betriebsrat hat das Recht der Mitbestimmung bei verschiedenen Fragen, so. z. B. bei

- Fragen der Arbeitszeit,
- Auszahlung des Arbeitsentgelts,
- Aufstellung von Urlaubsregelungen,
- Verhütung von Arbeitsunfällen und Berufskrankheiten,
- Gestaltung von Sozialeinrichtungen,
- Grundsätze des betrieblichen Vorschlagswesens,
- Veränderungen des Arbeitsplatzes ebenso ein
- Veto-Recht bei der Einstellung, Eingruppierung oder Versetzung eines Arbeitnehmers.

Praxistipp
Bei Veränderungen in Ihrer Einrichtung, die auch den Betriebsrat betreffen, ist es von Vorteil, diesen von Anfang an mit ins Projektteam aufzunehmen. Sie ersparen sich dadurch, dass am Ende der Arbeit das Ergebnis durch den Betriebsrat abgelehnt wird.

Die Mitglieder der Projektgruppe sollten nicht nur bestimmte Kompetenzen und Fähigkeiten besitzen, um ihre Aufgaben zu bewältigen. Wichtig ist auch die Bereitschaft zur Kooperation im Team, die Motivation und soziale Kompetenz.

Für Familie Müller ist bei der Zusammenstellung ihres Teams der Architekt unverzichtbar. Von der Beauftragung eines Wohnstilberaters sieht Familie Müller aus Kostengründen ab.

3.1   Projektarbeit ist Teamarbeit

Eine der wichtigsten Aufgaben des Projektleiters ist die Motivation und Führung seines Teams (Top im Gesundheitsjob: Einfach ein gutes Team).

Führen und Motivieren

Die Motivation der Gruppenmitglieder ist individuell verschieden. Man unterscheidet prinzipiell zwischen intrinsischer und extrinsischer Motivation. Für den Projektleiter gibt es verschiedene Möglichkeiten der Beeinflussung beider Formen. Abhängig sind diese Möglichkeiten auch vom jeweiligen Führungsstil. Ein Team besteht jedoch aus einzelnen Individuen, die unterschiedliche Charaktere und somit auch eine individuelle Motivation besitzen.

Die Ausprägung der Motivation kann man beobachten. So entsteht bei Familie Müller der Eindruck, dass sie durch den Berater ihrer Hausbank ohne Motivation über die Finanzierungsmöglichkeiten informiert werden. Familie Müller sucht deshalb noch 3 weitere Banken auf.

Motivation als Treibstoff für das Projekt

Motivation stammt von dem lateinischen Wort »motus« (Bewegung) und beschreibt den Antrieb, der einen Menschen leitet. In der Sozial- und Arbeitspsychologie unterscheidet man die intrinsische und die extrinsische Motivation.

Intrinsische Motivation

Unter intrinsischer Motivation versteht man die Kraft, die einen Menschen »von innen heraus« antreibt. Durch diese

Kräfte werden primäre Bedürfnisse, etwa Hunger und Durst, gestillt aber auch darüber hinausgehende Wünsche oder sekundäre Bedürfnisse des Menschen erfüllt.

Zu den sekundären Bedürfnissen zählt z. B. das Streben nach Wissen, nach Unabhängigkeit oder nach Selbstverwirklichung. Um diese Bedürfnisse zu erfüllen, besitzt der Mensch in unterschiedlicher Ausprägung Charaktereigenschaften wie Neugier, Spontaneität, Interesse und Ausdauer.

Das intrinsisch motivierte Teammitglied benötigt zunächst keine weiteren Anreize, um eine gute Leistung zu erbringen. Der innere Wunsch, eine Aufgabe zu erfüllen, reicht aus, der Teilnehmer fühlt sich durch die Aufgabe positiv herausgefordert.

Dieses Gruppenmitglied ist für die Projektarbeit am besten geeignet.

Extrinsische Motivation

Bei der extrinsischen Motivation wirken Kräfte, die den Menschen von außen beeinflussen. Im Arbeitsleben ist der wichtigste Faktor der extrinsischen Motivation das Gehalt. Andere Faktoren könnten Ansehen, Position, Belohnungen oder Bestrafungen sein.

Frau Weirich ist seit einem halben Jahr in einer Hebammenpraxis beschäftigt. In dieser Praxis wurde beschlossen, das Abrechnungssystem zu verbessern, weil das bisherige System mit einem enormen Zeitaufwand verbunden ist. Als neue Mitarbeiterin wird Frau Weirich angeboten, im Projektteam mitzuarbeiten. Die langjährigen Mitarbeiter machen dieses Angebot, um Frau Weirich die Möglichkeit zu geben, sich schnell ins Team zu integrieren. Frau Weirich nimmt das Angebot an, obwohl sie sich für das Thema Abrechnung überhaupt nicht interessiert. Als neue Mitarbeiterin ist es ihr wichtig, sich im Vergleich zu den langjährigen Mitarbeitern privilegiert zu fühlen. Die Beiträge von Frau Weirich im Projektteam sind fachlich unzulänglich und führen eher zu einer Verzögerung der Teamarbeit.

Die Führung durch Belohnung oder Bestrafung sollte zu einer Verbesserung der extrinsischen Motivation führen, allerdings kann nicht immer eine Verbesserung des Engagements beobachtet werden. Die extrinsische Motivation spielt im Projektmanagement eine untergeordnete Rolle, weil der Projektleiter keine Weisungsbefugnisse gegenüber den Teammitgliedern besitzt, er kann also weder belohnen noch bestrafen.

Praxistipp
Verzichten Sie auf Gruppenmitglieder, die viel extrinsische Motivation benötigen. Teilnehmer, die als extrinsischen Anreiz die Teilnahme an sich betrachten, entwickeln meist eine ausreichende intrinsische Motivation und können durch die Projektarbeit angespornt werden und wachsen über sich hinaus.

Kennen Sie Ihren Führungsstil?
Ihr Führungsstil als Projektleiter ist immer abhängig von Ihren persönlichen Eigenschaften. Prinzipiell unterscheidet man 3 Führungsstile nach dem Sozialpsychologen Kurt Lewin (1890–1947):

- Autoritärer Führungsstil
- »Laisser-faire« Führungsstil
- Partizipativer oder kooperativer Führungsstil

Autoritärer Führungsstil

Beim autoritären Führungsstil entscheidet die Leitung und informiert anschließend die Teilnehmer über das Ergebnis. Die »Untergebenen« haben somit keinerlei Mitspracherecht. Projektgruppen, die autoritär geführt werden, verlieren zunehmend ihre Eigeninitiative und somit ihre intrinsische Motivation.

Herr Manthey leitet seit 8 Jahren einen großen ambulanten Pflegedienst in einer Großstadt. Sein Führungsstil ist schon immer autoritär, die Meinung seiner Mitarbeiter interessiert ihn eigentlich nicht. Für ihn ist es am wichtigsten, dass der Laden läuft, die Einnahmen stimmen und er sich nicht um alles selbst kümmern muss. Zur Vorbereitung auf die Qualitätsprüfung durch den MDK schlägt die Pflegedienstleitung Anita vor, eine Projektgruppe zu gründen, die sich mit den Bereichen der Transparenzkriterien beschäftigt. Herr Manthey findet diesen Vorschlag völlig unnötig, er stimmt jedoch zu, um seine Ruhe zu haben. Die Projektgruppe erarbeitet über mehrere Monate einen Kriterienkatalog, der die Vorbereitung und das Ergebnis der Prüfung verbessern soll. Im Anschluss stellt Anita den Katalog in der Teamsitzung vor. Herr Manthey kritisiert das Ergebnis vor dem gesamten Team, Anita ist verärgert.

Fühlt die Gruppe sich darüber hinaus noch ungerecht behandelt, leidet auch die Identifikation mit dem Projekt.

Ein autoritärer Führungsstil ist für das Projektmanagement vollkommen ungeeignet.

»Laisser-faire« Führungsstil

»Laisser-faire« besagt, dass die Gruppe vollkommen führungslos ist und jeder tun kann, was er möchte. Der

Vorgesetzte lässt seinen Mitarbeitern freie Hand und akzeptiert ihre Entscheidungen.

Auch in Familie Müllers Team kann nicht jeder tun und lassen was er möchte. So kann weder der Architekt plötzlich beschließen, im ganzen Haus nur runde Fenster einbauen zulassen noch der Maler festlegen, dass das Haus rosa gestrichen wird, weil er so viel rosa Farbe übrig hat.

Intrinsisch motivierte Teilnehmer können dennoch gute Leistungen erbringen, dies trifft jedoch nur auf einen Teil der Projektgruppe zu. Möglicherweise fühlen sich einzelne Teammitglieder auch allein gelassen und überfordert.

> Ein »Laisser-faire«-Führungsstil ist für das Projektmanagement ebenfalls ungeeignet. Eine Projektgruppe ohne jegliche Führung ist zum Scheitern verurteilt.

Kooperativer Führungsstil

Partizipativer oder kooperativer Führungsstil bedeutet, dass die Teilnehmer in die Entscheidungen der Leitung einbezogen werden. Sie nehmen an der Führung des Projekts teil und können eigene Ideen und Vorschläge einbringen. Partizipation wird v. a. durch die Delegation von Aufgaben und Verantwortung erreicht. Voraussetzung ist jedoch ein wertschätzender und kollegialer Umgang zwischen allen Teilnehmern der Projektgruppe und der Projektleitung.

Der teilnehmende oder partizipative Führungsstil ermöglicht eine verbesserte Zufriedenheit und dadurch auch eine verbesserte Motivation der Gruppe. Zu berücksichtigen ist jedoch immer, dass die Teammitglieder nicht überfordert werden.

> **Praxistipp**
>
> Als Projektleiter sollte Sie deshalb immer überlegen, welche Tätigkeiten, Verantwortungen und Kompetenzen an Mitarbeiter delegiert werden können, ohne diese zu überfordern.

Die Identifikation mit dem Projekt kann durch den kooperativen Führungsstil erhöht werden.

Herr Müller möchte Teilaufgaben. Er übergibt dem ältesten Sohn seine Kalkulation der Kosten, mit der Bitte diese zu prüfen. Die Tochter wird beauftragt, aus dem Fliesensortiment eine Vorauswahl zu treffen und die Oma der Familie ist für die Vorbereitung des Umzugs zuständig.

Wissen alle Bescheid?

Der Informationsaustausch zwischen den Teilnehmern der Projektgruppe ist für eine erfolgreiche Durchführung der Arbeit unverzichtbar. Jeder Teilnehmer muss einen identischen, aktuellen Kenntnisstand über den momentanen Stand besitzen.

Praxistipp

Für Sie als Projektleiter ist es unmöglich, den kontinuierlichen Kontakt zu allen Mitgliedern der Projektgruppe zu halten. Sie müssen deshalb geeignete Mittel der Kommunikation und Informationsweitergabe aussuchen. Führen Sie eine Besprechungskultur für Ihr Projekt ein.

Ist dies nicht der Fall, sind Konflikte und Unzufriedenheit vorprogrammiert. Grundsätzlich gilt, die wichtigsten Kommunikationsmittel innerhalb der Projektgruppe sind regelmäßige Besprechungen und die Dokumentation der Ergebnisse der Sitzungen in Form von Protokollen (Kap. 5).

Mögliche Besprechungen im PM

- Kick-off-Veranstaltung
- Startworkshop
- Meilensteinsitzung

- Reguläre Gruppenmeetings
- Jour Fix
- Blitzrunden, Ad-hoc-Besprechungen
- Besprechungen von Teilen der Projektgruppe
- Statusbesprechungen
- Projektabschlussbesprechung

Um einen ungehinderten Informationsfluss zu gewährleisten, sollten Sie eine Verteilerliste für das Protokoll
erstellen.

Lösen Sie Konflikte

Gruppenkonflikte entstehen, wenn abweichende
Interessen, Meinungen, Auffassungen oder Erwartungen
aufeinander treffen. Sie können aus unterschiedlichen
Ursachen entstehen:

- Konflikte aufgrund von Missverständnissen
- Interessenkonflikte
- Kompetenzkonflikte
- Beurteilungskonflikte
- Konflikte aus dem Privatleben, die einen Einfluss auf
  das Betriebsklima nehmen

Bei länger bestehenden Konflikten ist die Ursache
gelegentlich nicht mehr zu identifizieren. Dadurch wird
die Lösung des Konflikts erschwert.

Eskalation

Die starke emotionale Beteiligung von Konfliktparteien
kann zur Eskalation der Situation führen. Dabei spielt es
keine Rolle, welche Ursache der Konflikt hatte oder wie

lange der Konflikt bereits besteht. Auch Unstimmigkeiten, die schon über einen längeren Zeitraum unter der Oberfläche schwelten, können plötzlich eskalieren. Meist fehlt nur der Tropfen, der das Fass zum Überlaufen bringt. Nachdem die Auswahl der neuen Küchengeräte bei Familie Müller zu einem großen Streit geführt hat, übernachtet Frau Müller bei ihrer besten Freundin. Wütend droht sie ihrem Mann, die Scheidung einzureichen.

Im Interesse aller Beteiligten sollten Konflikte möglichst zeitnah gelöst werden, um eine Eskalation zu vermeiden. In den allermeisten Fällen kann dies durch ein offenes Gespräch der Konfliktparteien erreicht werden. Bei Missverständnissen genügt in den meisten Fällen ein einziges Gespräch.

Bei Interessens-, Ziel-, Kompetenz- oder Beurteilungskonflikten muss ggf. ein Vermittler eingeschaltet werden. Prinzipiell kann jedes Teammitglied diese Funktion übernehmen.

Praxistipp

Wenn Sie Gruppenkonflikte ignorieren, kann durch die Eskalation das gesamte Projekt gefährdet werden. Spaltungen innerhalb der Gruppe führen zu endlosen Diskussionen ohne Ergebnis, wobei die Ihnen zur Verfügung stehende Zeit sowieso limitiert ist. Das Übergehen von Konflikten ist daher keine Lösung.

Der Prozess der Konfliktlösung verläuft normalerweise in 3 Phasen.

Orientierungsphase

In dieser Phase werden zunächst Kontakte zu den Konfliktpartnern hergestellt, um deren Bereitschaft für die weitere Bearbeitung des Themas zu prüfen. Dies kann durch den Vermittler geschehen bzw. die Konfliktparteien überlegen selbst, ob sie an einer Lösung interessiert sind. Für diesen Zeitraum sollten Regelungen getroffen werden, die eine weitere Eskalation verhindern können. Außerdem müssen alle Beteiligten ihr Einverständnis zur Lösung des Konflikts erklären. Bei bereits verhärteten Fronten kann die Einverständniserklärung auch schriftlich erfolgen.

Bei fehlender Bereitschaft besteht auch die Möglichkeit, ein Mitglied aus der Projektgruppe auszuschließen.

Konfliktbehandlungsphase
Je nach Ursache und Dauer des Konflikts wird mit den Beteiligten gemeinsam oder getrennt die Behandlung und Lösung des Konflikts thematisiert. Dabei richtet sich der Blick zunächst in die Vergangenheit, um die Entstehung zu analysieren.

Sofern dies gelingt, muss danach auch eine Betrachtung der Zukunft erfolgen, um gezielte Interventionen zu vereinbaren, die ein Wiederaufflammen des Konflikts effektiv verhindern können.

Konsolidierungsphase
Diese Phase ist geprägt durch die Konsolidierung der vereinbarten Problemlösungsstrategien. Die Beteiligten beobachten, ob die Abmachungen wirksam sind und von allen eingehalten werden.

Die Konsolidierungsphase sollte jedoch nicht unnötig ausgedehnt werden. Sinnvoll ist es, gemeinsam einen Zeitpunkt festzulegen, an dem der Erfolg der Konfliktlösung überprüft wird. Sollte von Seiten einer Konfliktpartei noch Diskussionsbedarf bestehen, müssen die Maßnahmen korrigiert und die Konsolidierungsphase verlängert werden. Sind alle Beteiligten mit dem Ergebnis zufrieden, gilt der Konflikt als behoben.

Gelöste Konflikte müssen abgehakt werden, sie sollten nicht bei der nächsten sich bietenden Gelegenheit wieder aufgewärmt werden.

3.2   Teammanagement

Das Führen eines Teams beinhaltet die Führung jedes einzelnen Mitglieds unter Berücksichtigung der Gruppendynamik. Als Projektleiter sollten Sie zunächst überlegen, welche Charaktereigenschaften jedes einzelne Teammitglied auszeichnet und welche Besonderheiten des Einzelnen einen Einfluss auf die Gruppe haben können. Man unterscheidet verschiedene **Typen von Teammitgliedern.**

- Das leistungsstarke Gruppenmitglied
- Der informelle Gruppenführer
- Der Drückeberger
- Das leistungsschwache Gruppenmitglied
- Der Gruppenclown
- Der Intrigant
- Der freche Typ
- Der schüchterne Typ
- Der problembeladene Typ
- Der ausgleichende Typ
- Der Außenseiter
- Der Neuling

Entsprechend dieser Charaktereigenschaften muss das jeweilige Gruppenmitglied entweder gelobt, unterstützt, angespornt, gebremst oder integriert werden. Aufgabe des Projektleiters ist es, die Eigenschaften jedes einzelnen Mitglieds zu erkennen und entsprechend zu reagieren (Abb. 3.1).

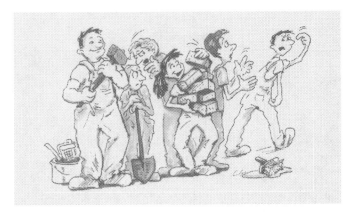

Abb. 3.1 Typen im Team

Genauso können Sie auch die Führung des Teams betrachten, wobei Sie ebenfalls zunächst überlegen, mit welcher Art von Team Sie es zu tun haben.

- Das leistungsstarke Team
- Das leistungsschwache Team
- Das Team mit Leistungsreserven
- Das unruhige Team, die Chaotengruppe
- Das problembeladene Team
- Das stille Team
- Das neue Team

Die kollektive Führung des Teams besteht auch in der Belobigung, der Unterstützung, dem Ansporn, dem Bremsen oder der Integration des Teams.

Vergleicht man das Teammanagement mit einer Fußballmannschaft, so muss der Trainer, also der Projektleiter, genau wissen, welcher Spieler (Teammitglied) auf welcher Position welche Leistung bringen kann und wer auf der Ersatzbank sitzen muss. Das genaue Dosieren von Lob, Tadel, Belohnung, Bestrafung, Ansporn oder Bremsen kann die Mannschaftsleistung steigern. Fehleinschätzungen des Trainers können zu Punktverlust und Abstieg führen, das Gleiche gilt für Teamleitung im Projektmanagement.

Wenn die Zusammenarbeit der Gruppe konfliktfrei funktioniert, macht die Projektarbeit viel Spaß.

Dennoch sollten Sie bei der Gruppenarbeit gezielt Moderationstechniken einsetzen, um einen »Kaffeekränzchen-Charakter« auszuschließen.

Häufig werden Arbeitsgruppen im Unternehmen von Außenstehenden belächelt, weil die Ergebnisse der Gruppenarbeit nicht transparent sind. Bedenken Sie deshalb auch den Bereich Öffentlichkeitsarbeit innerhalb und außerhalb der Einrichtung.

3.3   Moderationstechniken

Die Bedeutung des aus dem Latein stammenden Wortes Moderation mit »Maß halten« oder »Mäßigung« macht deutlich, dass Ihre Aufgabe als Moderator beinhaltet, die Diskussion in der Gruppe zu steuern. Sie sollen die Meinung und Kreativität jedes einzelnen Teilnehmers zulassen und fördern. Dafür stehen verschiedene Techniken zur Verfügung.

Die Moderation der Projektarbeit ist wichtig, weil Ihre Gruppenarbeit sonst in eine Diskussionsrunde, Jammerstunde oder ein Kaffeekränzchen ausartet. Sie sollten immer bedenken, dass Ihnen die Zeit davonlaufen könnte. Die einzelnen Sitzungen des Projektteams müssen deshalb eine Struktur aufweisen.

Brainstorming und Brainwriting

Beim Brainstorming handelt es sich um eine unkomplizierte, schnell erlernbare Kreativitätstechnik, die ohne größere Vorbereitungen durchgeführt werden kann. Sie ist deshalb auch für Einsteiger gut geeignet.

Bei dieser Methode werden innerhalb kurzer Zeit viele Ideen gesammelt, so dass sie v. a. in der ersten Phase des Projekts zum Einsatz kommt. Geeignet ist das Brainstorming auch bei der Sammlung von Lösungsvorschlägen bei Risiken und Abweichungen.

Praxistipp
Das Problem wird als Frage auf einer Flip-Chart oder einer Pinnwand formuliert, notfalls auch vom Moderator vorlesen. Die Antworten/Ideen/Assoziationen werden möglichst so notiert, dass alle Teilnehmer mitlesen können, da das Aufgreifen der Ideen ausdrücklich erwünscht ist.

Im Anschluss wertet die Gruppe das Ergebnis aus, dabei werden die Ideen nach Themenkomplexen geordnet. Wurden die Antworten auf Karten geschrieben, können diese an der Pinnwand sofort einem Themenbereich zugeordnet werden.

Die Teilnehmer eines Projektteams sollten bei allen Methoden gewisse Spielregeln beachten:

- Andere ausreden lassen
- Aufmerksam zuhören
- Jeder Teilnehmer darf seine Meinung äußern
- Offen sein für Argumente
- Zuvor festgelegte Redezeit einhalten, etwa 3 min
- Sachlich bleiben

Beim Brainstorming gilt darüber hinaus die Grundregel, dass jegliche Art von Kritik an Vorschlägen verboten ist und auch »verrückte« Ideen erwünscht sind.

Eine Variante dieser Methode ist das Brainwriting, bei dem die Teilnehmer ihre Ideen direkt aufschreiben. Dazu können Formulare mit dem Problem vorbereitet werden, die dann innerhalb der Gruppe auch ausgetauscht werden. Da die Teilnehmer sich bei dieser Methode nicht alle im gleichen Raum aufhalten müssen, kann diese Technik auch in Kleingruppen durchgeführt werden. Am Ende werden alle Ideen zusammengetragen und sortiert.

Kopfstandtechnik

Bei der Umkehrmethode oder Kopfstandtechnik soll die Kreativität angeregt werden, indem man die Fragestellung umkehrt. Dadurch kann das Problem aus einem anderen Blickwinkel betrachtet werden.

Statt der Frage: »*Wie können wir die Mitarbeiter überzeugen?*« Sammeln die Teilnehmer Ideen zu der Frage: »*Wie können wir die Mitarbeiter abschrecken?*« Genau wie beim Brainstorming werden nun Ideen gesammelt, die dann aber wieder in ihr Gegenteil umgekehrt werden müssen. Dabei sollte die Umsetzbarkeit der gewonnen Erkenntnisse für das eigentliche Problem beachtet werden.

Mind Map

Ideen und Diskussionsinhalte, die Sie visuell darstellen, werden besser verstanden, bleiben im Gedächtnis haften und regen zu neuen Ideen an.

Die Mind-Map-Methode, wörtlich übersetzt »Gedankenlandkarte« ermöglicht die visuelle Darstellung von Gedanken, wobei die Gruppe angeregt wird, weitere Ideen zu assoziieren (Abb. 3.2).

Dabei wird das zentrale Thema, im Fall von Familie Müller der Hausbau oder die Planung des Wohnzimmers, in der Mitte notiert oder als Bild dargestellt. Davon ausgehend werden die Schlüsselbegriffe um das zentrale Thema herum angeordnet und mit Linien verbunden.

Schriftlich Diskutieren

Wenn in Ihrer Gruppe immer wieder über ähnliche Themen endlos diskutiert wird und die Teilnehmer keinen Konsens finden können, wäre die Methode der schriftlichen Diskussion anwendbar. Dabei wird das Problem auf einen Flip-Chart oder ein großes Blatt Papier notiert, jeder Teilnehmer erhält eine Karte, auf der er seinen Standpunkt in Stichworten festhält.

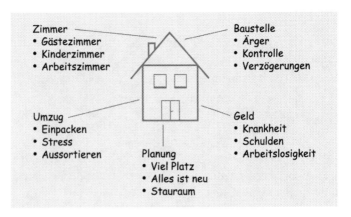

Abb. 3.2 Mind Map: Hausbau

Im Anschluss werden die Karten auf dem großen Blatt nach Pro und Kontra geordnet. Dadurch wird visualisiert, welche Meinung die Mehrheit der Gruppe vertritt. Auch Teilnehmer, die eher zurückhaltend sind oder nicht zu Wort kommen, können auf diese Art ihrer Ansicht zum Ausdruck bringen.

Punktabfrage

Bei der Punktabfrage kann die Projektgruppe sowohl ihre Meinung deutlich machen als auch gleichzeitig Prioritäten setzen.

Die Themen werden auf Kärtchen geschrieben und an einer Pinnwand befestigt. Jeder Teilnehmer bekommt eine festgelegte Anzahl von Klebepunkten und kann diese nun an den Kärtchen anbringen. Anschließend werden die vergebenen Punkte ausgezählt.

Ungewöhnliche Methoden

Wenn Sie mutig sind, können Sie in Ihrer Projektgruppe auch mit ungewöhnlichen Methoden arbeiten. Befragen Sie die Gruppenteilnehmer z. B. anstelle einer Punktabfrage dadurch, dass Sie zunächst alle Brillenträger oder alle Hobbyköche interviewen. Ernennen Sie ein Mitglied der Gruppe zum Sachverständigen oder zum Bundeskanzler und lassen Sie ihn seine Meinung in einer Rede vor dem Parlament vortragen. Fordern Sie einen Teilnehmer zu einem 60-s-Statement auf.

In projekterfahrenen Organisationen kommt auch das Unternehmenstheater zum Einsatz oder die Durchführung von Besprechungen an ungewöhnlichen Orten, z. B. in einer abgelegenen Hütte im Wald.

Praxistipp
Ungewöhnliche Methoden sind für Projektanfänger nicht geeignet.

Fazit

- Projektmanagement bedeutet nicht, einer gibt den Startschuss und alle rennen los, die Gruppe muss vorab zumindest die Richtung kennen.
- Projektmanagement bedeutet nicht, dass einer die Arbeit macht und die anderen ihn dafür kritisieren.
- Projektmanagement bedeutet, dass die Gruppendynamik immer wieder beachtet werden muss.
- Kommunikation, Konfliktlösung und Motivation müssen beachtet werden.
- Der Projektleiter sollte sich seinen Führungsstil bewusst machen und evtl. anpassen.
- Im Projektmanagement sollte gezielt gearbeitet werden, der Projektleiter muss Moderationstechniken beherrschen.

4

Werkzeugkiste

Wenn über das Grundsätzliche keine Einigkeit besteht, ist es sinnlos, miteinander Pläne zu machen. (Konfuzius).

Dieses Kapitel möchte Ihnen die einzelnen Werkzeuge des Projektmanagements vorstellen. Alle Werkzeuge aus unserer Kiste werden in chronologischer Reihenfolge erklärt und mithilfe von Familie Müller dargestellt. Die reine Aufzählung einzelner Methoden des PM ist allerdings wenig hilfreich. Deshalb sollten Sie für sich immer zuerst die 2 nachfolgenden Fragen für sich beantworten:

Wie schaffen wir das?

Selbstverständlich kann ein »Projekt« auch bearbeitet werden, indem jeder, der gerade Zeit und Lust hat, einfach ein bisschen »vor sich hin wurstelt« und zwischendurch eine Aufforderung aus der Führungsetage einen neuen

© Der/die Autor(en), exklusiv lizenziert an Springer-Verlag GmbH, DE, ein Teil von Springer Nature 2022
S. Schmidt, *Anpacken – Projektmanagement in Gesundheitsberufen*, Top im Gesundheitsjob,
https://doi.org/10.1007/978-3-662-66646-3_4

Impuls setzt. Im Gesundheitswesen ist dieses Vorgehen bekannt und wird bedauerlicherweise häufig praktiziert.

Auch aus dem Alltag kennt man diese Arbeitsweise vielleicht von sich selbst, z. B., wenn man sich vorgenommen hat, eine unliebsame Aufgabe endlich in Angriff. zu nehmen, etwa den Keller aufzuräumen, den Kleiderschrank auszusortieren, die Steuererklärung oder den Frühjahrsputz zu machen. Schlimmstenfalls verschiebt man diese Aufgaben von Tag zu Tag und von Woche zu Woche.

> Im Projektmanagement können Sie nur erfolgreich sein, wenn Sie strukturiert, geplant und als Team arbeiten.

Jede andere Vorgehensweise wird über kurz oder lang scheitern.

Wie fange ich an?

Der Beginn eines Projekts ist meistens geprägt von Begeisterung für die neue, spannende Aufgabe. Man stürzt sich in die Arbeit und verliert dann irgendwann die Lust an der Weiterarbeit.

Auch dieses Problem kennt man aus dem Alltag, wenn man sich z. B. aufgerafft hat, eine unangenehme Arbeit endlich zu erledigen. Man breitet die Unterlagen für die Steuererklärung hochmotiviert auf dem gesamten Schreibtisch aus und ist dann entsetzt über das Chaos, man macht erst einmal eine vorsichtige Kellerinspektion und beschließt diese Aufgabe zu verschieben oder man verliert nach dem ersten Fenster die Lust am Frühjahrsputz.

Im Gesundheitswesen erlebt man eine ähnliche Vorgehensweise ebenfalls häufig. Hier spielt allerdings noch der enorme Zeitdruck eine große Rolle, der dazu führt, dass Ideen und Visionen zwar immer wieder aufflackern, die Umsetzung aber gerne auf die lange Bank geschoben wird.

Praxistipp
Der Beginn eines Projekts ist deshalb immer eine realistische Planung.

Damit Sie zunächst einen Überblick über Ihre Werkzeuge gewinnen, werden die einzelnen Projektphasen an dieser Stelle erst einmal aufgelistet.

Projektstruktur

- Initialisierungsphase
- Planungsphase
- Durchführungsphase
- Abschlussphase

Diese Projektstruktur soll Ihnen helfen, den Ablauf Ihres Projekts im Auge zu behalten. Die einzelnen Abschnitte werden nun genauer erklärt.

Zuvor aber noch ein Überblick über die **wichtigsten Projektwerkzeuge** (Abb. 4.1):

1. Auftragsklärung
2. Kontextklärung
3. Risikocheck
4. Planung des Projektablaufs
5. Teamführung
6. Projektsteuerung
7. Projektabschluss

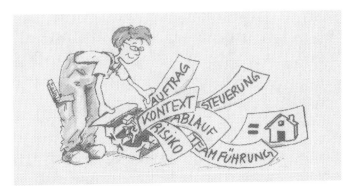

Abb. 4.1 Werkzeugkasten

4.1 Initialzündung für ein Projekt

Wenn ein Projekt durch eine Idee ausgelöst wurde, sollten zunächst wichtige Startfragen **schriftlich** beantwortet werden. Diese Projektskizze bietet eine erste Arbeitsgrundlage für Sie als Projektleiter, den Austausch mit dem Auftraggeber und dem Projektteam.

Fragen vor dem Projektstart

- Warum machen wir dieses Projekt?
- Welchen Zweck verfolgen wir mit dem Projekt?
- Welches Ergebnis möchten wir erreichen?
- Wer ist der Auftraggeber und somit der Ansprechpartner?
- Wer soll das Projekt leiten?
- Wer könnte im Projektteam mitarbeiten?
- Welche zeitlichen Kapazitäten haben die Teammitglieder?
- Wann beginnt das Projekt?
- Wann soll das Projekt abgeschlossen sein?
- Welche Mittel stehen zur Verfügung?

- Wie oft trifft sich das Team?
- Wie oft berichtet das Team?
- Was muss dokumentiert werden?
- Gibt es Einschränkungen oder wichtige Vorgaben bei der Umsetzung?

Einige Fragen können Sie spontan beantworten, andere Fragen können Sie zwar ebenfalls beantworten, Ihre Antwort wird sich aber wahrscheinlich als falsch herausstellen. Dies gilt v. a. für die Fragen, die sich mit zeitlichen Kapazitäten beschäftigen, also die Fragen nach den Kapazitäten der Teammitglieder, die Fragen nach Beginn und Ende des Projekts und die Fragen nach dem Intervall der Treffen und Berichte.

Schnell stellen Sie fest, dass die zeitlichen Kapazitäten durch Routineaufgaben blockiert sind, dass Treffen wegen Urlaub oder Krankheit verschoben werden müssen und Berichte sich verzögern.

Praxistipp
Planen Sie zeitliche Abläufe großzügig und bedenken Sie vorab Urlaubs- und Ausfallzeiten.

Kick-off-Veranstaltung

Von Vorteil ist es auch, wenn diese Fragen in einer Kick-off-Veranstaltung beantwortet werden. Je mehr Mitarbeiter an der Kick-off-Veranstaltung teilnehmen, desto größer ist normalerweise das Interesse, die Akzeptanz und der Wille, das Projekt zu unterstützen.

Zunächst sollten alle Beteiligten auf das Projekt eingestimmt werden. Das bedeutet, dass entweder eine ganze Abteilung oder bei Projekten, die alle Mitarbeiter betreffen sogar die komplette Belegschaft zur Kick-off-Veranstaltung eingeladen werden kann.

Überlegen Sie zunächst, wer von Ihrem Projekt betroffen sein könnte und laden Sie diese Personen rechtzeitig ein. Eine Kick-off-Veranstaltung soll Spaß und Lust auf das neue Projekt machen. Schaffen Sie deshalb eine angenehme Atmosphäre, evtl. auch mit Getränken und Snacks oder in kleineren Einrichtungen auch bei einem Teamessen. Geben Sie Ihrer Kick-off Veranstaltung einen interessanten Namen, der zum Projekt passt, etwa »Zukunftswerkstatt … «, »Qualitätsgipfel …« oder »Runder Tisch«.

Vorbereitung der Kick-off-Veranstaltung

- Räumlichkeiten
- Verpflegung
- Technische Ausstattung, etwa Beamer, FlipChart
- Rechtzeitige Einladung
- Programmpunkte vorab mitteilen
- Evtl. Möglichkeit geben, Programmpunkte zu ergänzen
- Evtl. Schriftliche Tagesordnung

In kleineren Einrichtungen oder Teilorganisationen, etwa kleinen Praxen, Stationen oder Funktionsabteilungen, kann die Kick-off-Veranstaltung weniger formal stattfinden, z. B. in einer Teamsitzung oder bei einem gemeinsamen Abendessen.

Auch bei Familie Müller findet die »Kick-off-Veranstaltung« informell beim gemeinsamen Abendessen statt. Frau Müller seufzt und erzählt, dass sie die räumliche Situation in der kleinen Wohnung als bedrückend empfindet, außerdem hat jetzt der Vermieter auch noch mit einer Mieterhöhung gedroht. Herr Müller sagt, dass er am liebsten so schnell wie möglich umziehen möchte und die Kinder jubeln »*Dann hätten wir endlich ein eigenes Zimmer.*« Nach einem Telefonat mit der Oma wird beschlossen, sich nun über die Möglichkeiten genauer zu informieren. Familie Müller beginnt sofort Pläne zu schmieden und die Eltern stoßen mit einem Glas Sekt auf die Zukunft an (Abb. 4.2).

Eine Kick-off-Veranstaltung soll dem Projekt gegenüber eine positive Einstellung ermöglichen, deshalb sollten Sie einige Aussagen zur Vergangenheit, zur Gegenwart und zur Zukunft der Einrichtung und zum Themenhintergrund des Projekts erwähnen.

Beschreiben Sie Vergangenheit, Gegenwart und Zukunft Ihrer Einrichtung unter folgenden Aspekten:

- Wir haben schon viel erreicht.
- Wir haben bisher eine gute Qualität erbracht, nun wollen wir uns noch weiter verbessern.
- Wir haben in der Vergangenheit zum Wohl unserer Patienten das Beste gegeben.
- Auch unter schwierigen Rahmenbedingungen steht das Wohl unserer Patienten unverändert im Mittelpunkt.
- Unser neues Projekt soll das Wohl unserer Patienten und unsere Arbeitsbedingungen berücksichtigen.

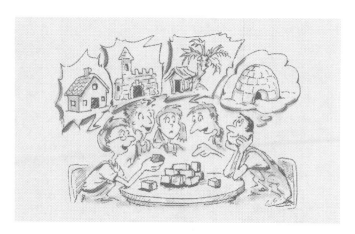

Abb. 4.2 Hausbau

- Durch die kontinuierliche Verbesserung können wir auch unsere Marktposition festigen.

Sammeln Sie im Anschluss spontane Meinungsäußerungen, Ideen, Kritik und Befürchtungen der Teilnehmer.

Los geht's mit dem Startworkshop
Wenn Sie in der Kick-off-Veranstaltung den Rahmen für das Projekt abgesteckt haben, kann im Anschluss ein Startworkshop mit dem Projektteam als Beginn des Projekts erfolgen.

Der Startworkshop sollte ebenfalls gut vorbereitet werden. Der Projektleiter lädt zu dieser Veranstaltung potenzielle Mitglieder der Projektgruppe ein.

Ablauf des Startworkshops

- Begrüßung
- Vorstellung des Teams
- Vorstellung des Projekts
- Vorstellung und Präzisierung des Ziels
- Situationsanalyse
- Grobplanung der Meilensteine
- Grobplanung der Teilprojekte
- Dokumentationsaufgaben festlegen
- Spontane Ideen sammeln
- Weitere Aufgaben planen
- Präsentation der Ergebnisse
- Feedback

Im Startworkshop hat das Projektteam erste Ideen, Teilprojekte und Aufgaben identifiziert. Diese müssen nun genauer geplant werden, damit die Arbeitspakete auch eindeutig einer Person oder einer Abteilung zugeordnet werden können. Damit ist die Initialisierung des Projekts abgeschlossen.

4.2 Projektplanung: Die nächsten Schritte

Der nächste Schritt der Projektarbeit ist also die Projektplanung und Durchführung. Diese beiden Abschnitte werden gemeinsam behandelt, da die 7 Projektphasen sich sowohl auf die Planung als auch auf die Durchführung beziehen. Die Werkzeuge hierfür werden nun genauer erklärt.

Planungs- und Durchführungsphase
Bei der Planung und Durchführung können Sie sich an den 7 wichtigsten Projektwerkzeugen orientieren, die an dieser Stelle noch einmal dargestellt werden.

1. Auftragsklärung
2. Kontextklärung
3. Risikocheck
4. Planung des Projektablaufs
5. Teamführung
6. Projektsteuerung
7. Projektabschluss

Auftragsklärung
Wenn Sie ein Projekt mit der Aussage »*Kümmern Sie sich doch mal darum.*« entgegennehmen, entwickeln Sie wahrscheinlich in Gedanken schon Ideen und Lösungsansätze für Ihr Projekt.

Im schlimmsten Fall stellen Sie beim Projektabschluss fest, dass Ihr Auftraggeber etwas ganz anderes von Ihnen

erwartet hat. Vielleicht haben Sie z. B. die Verbesserung
von Arbeitsabläufen als Ergebnis des Projekts erarbeitet,
während der Auftraggeber eigentlich eine Kostensenkung
wünschte.

> Auch wenn Sie glauben, zu wissen, worin Ihre Aufgabe
> besteht, sollten Sie vorab mit Ihrem Auftraggeber klären,
> was Sie tatsächlich machen sollen.

Um Katastrophen zu vermeiden müssen Sie zunächst
Ihren Auftrag genau hinterfragen. Beantworten Sie mit
dem Projektteam dafür folgende Fragen:

- Was soll erreicht werden?
- Wie viel Zeit steht zur Verfügung?
- Wie viel darf das Projekt kosten?
- Gibt es Besonderheiten zu beachten?
- Dabei ist die schwierigste und entscheidende Frage, was
  das eigentliche Ziel des Projekts ist.

Zielformulierung

Die Zielformulierung ist der schwierigste Teil bei der
Auftragsklärung, weil die meisten Menschen prinzipiell
Probleme haben, Ziele klar zu formulieren. Meist werden
Ziele eher allgemein formuliert, wodurch das Erreichen
des Zieles nicht eindeutig überprüfbar ist.

> **Praxistipp**
> Im Idealfall formulieren der Auftraggeber und der Projekt-
> leiter die Ziele gemeinsam.

Als Orientierung und Hilfestellung bei der Zielformulierung dient die SMART-Regel, die auch dazu
beiträgt, die formulierten Ziele zu hinterfragen. Die

SMART-Regel wurde ursprünglich in englischer Sprache erstellt und ins Deutsche übersetzt:

- **S**pecific – spezifisch
- **M**easurable – messbar
- **A**chievable – erreichbar
- **R**ealistic – realistisch
- **T**imed – terminiert

Eine weitere Hilfestellung bei der Zielformulierung ist die Verwendung von Teilzielen. Dabei werden dem übergeordneten Ziel schrittweise Teilziele zugeordnet, die anhand ihrer Priorität geordnet werden können. Oberste Priorität besitzt jedoch immer das übergeordnete Ziel.

Praxistipp
Gelegentlich ist es sinnvoll, sogenannte »Nicht-Ziele« festzuhalten, um die Zielformulierung zu erleichtern. Wenn Sie Schwierigkeiten bei der Zielformulierung haben, kann die Fragestellung *»Was möchten wir unbedingt vermeiden?«* dazu beitragen, das eigentliche Ziel einzugrenzen.

Wenn Sie als Projektleiter die Ziele des Projekts alleine festlegen, sollten Sie diese im Anschluss mit dem Auftraggeber abstimmen.

Für Familie Müller bedeutet dies, dass zunächst in der Familie geklärt werden muss, in was für ein Haus sie wann einziehen möchten und wie viel es kosten darf. In diesem Fall haben wir es mit mehreren Auftraggebern zu tun, was die Auftragsklärung nicht erleichtert.

Wenn Sie mit mehreren Auftraggebern zusammenarbeiten, prüfen Sie zuerst, welche Person Ihr Ansprechpartner ist bzw. wer die Befugnis besitzt, Entscheidungen zu treffen. Für Sie ist es unwichtig, wie die Entscheidungen der Auftraggeber zustande kommen, es ist

aber sehr wichtig, dass Ihnen diese Entscheidungen eindeutig übermittelt werden.

Herr Müller möchte einen möglichst kurzen Weg zur
Arbeit, Frau Müller möchte alle Schulen in der Nähe
haben, die Kinder möchten einen großen Garten und
Oma Müller bevorzugt die Ruhe auf dem Land. Ein
»Nicht-Ziel« von Herrn und Frau Müller ist außerdem,
dass sie auf keinen Fall bis an ihr Lebensende Schulden
haben möchten. Es ist in diesem Fall nicht die Aufgabe
des Architekten oder des Maklers, zu entscheiden, wohin
Familie Müller ziehen soll.

Um eine präzise Auftragsklärung zu gewährleisten,
sollten Sie alle Informationen schriftlich festhalten. Dieser
Projektauftrag ist die Grundlage der weiteren Arbeit
(Anhang 1).

Sowohl der Auftraggeber als auch der Projektleiter
signalisieren dann durch ihre Unterschrift, dass die Auftragsklärung in gegenseitigem Einvernehmen erfolgt ist.

Kontextklärung

Wenn Sie den genauen Auftrag kennen, sollten Sie sich
mit dem Projektumfeld auseinandersetzen. Dies geschieht
in der Kontextklärung.

Auch andere Personen und Organisationen können
am Ergebnis oder an der Durchführung des Projekts
interessiert sein. Diese Personen oder Institutionen werden
im Projektmanagement »Stakeholder« genannt, also
sinngemäß Interessenvertreter oder Anspruchsberechtigte.
Sie sind nicht unbedingt direkt beteiligt, werden allerdings
indirekt durch das Projekt beeinflusst und versuchen deshalb möglicherweise das Projekt in ihrem Sinne zu beeinflussen.

Bei Familie Müller sind mögliche Stakeholder:

- Der Verkäufer des Grundstücks oder des Gebäudes
- Der Finanzberater der Bank
- Ggf. der Makler
- Der zukünftige Nachbar
- Die Gewerke, Handwerksfirmen, Verkäufer von Baumaterial, Einrichtung
- Evtl. die Stadt- oder Gemeindeverwaltung
- Das Finanzamt etc.

Die Interessen der verschiedenen Stakeholder können sich widersprechen, sie können selbstverständlich auch dem Interesse des Auftraggebers entgegenstehen.

So wird Familie Müller so wenig wie möglich bezahlen wollen, der Verkäufer, der Finanzberater und der Makler bevorzugen hingegen einen höheren Preis. Dem Nachbar kann der Preis völlig egal sein, evtl. ärgert er sich aber, wenn er selbst einen höheren Preis bezahlt hat.

Die Kosten eines Projekts sind für die Stakeholder oftmals ein entscheidendes Kriterium, wenn Sie Position beziehen und sich entscheiden, das Projekt zu unterstützen oder abzulehnen.

Gefährlich sind jedoch Stakeholder, die ein Projekt augenscheinlich unterstützen oder befürworten, tatsächlich aber ablehnen oder boykottieren. Dies muss im Verlauf des Projekts nicht einmal offensichtlich werden.

Zur Kontextklärung müssen alle möglichen Stakeholder identifiziert und deren Interessen genauer analysiert werden.

Stakeholderanalyse
Diese Stakeholderanalyse sollten Sie in übersichtlicher Form schriftlich fixieren (Tab. 4.1). Am besten eignet sich hierfür eine Tabelle, einen entsprechendes Formular befindet sich im Anhang (Anhang 2).

Positiv und neutral eingestellte Stakeholder mit niedrigem bis mittlerem Einfluss sind normalerweise für den erfolgreichen Verlauf des Projekts unproblematisch. Besonders beachtet werden müssen Stakeholder, die eine negative Einstellung und einen hohen Einfluss besitzen. Gelegentlich werden Sie mit Menschen konfrontiert, die ihre wahren Interessen niemals offenbaren.

Tab. 4.1 Stakeholder von Familie Müller

Stake-holder	Erwartungen	Einstellung: positiv, negativ, neutral	Einfluss: hoch, mittel, niedrig
Ver-käufer	Möchte einen möglichst hohen Verkaufspreis erzielen, möchte das Grundstück eigentlich behalten	Positiv bzw. neutral	Hoch
Makler	Möchte einen möglichst hohen Verkaufspreis erzielen, möchte möglichst wenig Arbeit	Positiv	Mittel
Bank-berater	Möchte eine gute Provision erzielen, möchte Familie Müller gut beraten	Neutral	Hoch
Bau-firma	Möchte einen guten Verdienst erzielen, möchte das Projekt möglichst schnell abschließen	Neutral	Hoch
Archi-tekt	Möchte einen guten Verdienst erzielen, möchte ausreichend Zeit für die Planung zur Verfügung haben, möchte eigene Ideen verwirklichen, ist einen den Kosten nicht interessiert	Positiv bzw. neutral	Hoch
Nach-bar 1	Freut sich über eine Familie mit Kindern in der Nachbar-schaft	Positiv	Niedrig
Nach-bar 2	Legt sehr viel Wert auf Ruhe und Ordnung	Negativ	Niedrig

Risikocheck

Der Risikocheck ist das nächste Werkzeug und eine schwierige Aufgabe im Projektmanagement, weil man entweder Risiken übersieht oder versucht Risiken zu vermeiden, die nur einen geringen Einfluss auf das Projekt an sich haben. Je nach Persönlichkeit wird man denken *»Es wird schon alles glatt gehen, was soll schon passieren.«* oder *»Das kann ja gar nicht gehen, es wird sowieso alles schief gehen.«*.

Praxistipp

Der Risikocheck ist eine Aufgabe für Pessimisten, im Anschluss sollte jedoch ein realistischer Blick auf die Auswirkungen dieser Risiken geworfen werden, sonst sehen Sie vor lauter Risiken das eigentliche Projekt gar nicht mehr.

Wenn Ihnen als Optimist gar keine Risiken auffallen, können Sie anhand der Risikocheckliste die häufigsten Risiken überprüfen.

Risikocheckliste

- Überraschende Veränderung des Projektauftrags
- Der Auftrag wird von den Teilnehmern unterschiedlich interpretiert
- Der Auftraggeber kann die notwendigen finanziellen Mittel nicht aufbringen
- Teammitglieder fallen überraschend aus
- Teammitglieder besitzen nicht die erforderliche Kompetenz
- Konflikte im Team führen zu Verzögerungen
- Die Terminplanung ist nicht realistisch
- Die Planung ist nicht vollständig
- Fehlerhafte Materiallieferung

- Das Ergebnis ist am Ende des Projekts nicht mehr aktuell

Von Vorteil ist es, wenn Sie Ihren Risikocheck schriftlich fixieren, Sie finden dafür ein Risikoformular im Anhang (Anhang 3). Aktualisieren Sie im Projektteam dieses Formular in regelmäßigen Abständen.

Die identifizierten Risiken haben eine unterschiedliche Bedeutung für Ihr Projekt, so dass es sinnvoll ist, zu überprüfen, wie groß die Gefährdung durch das jeweilige Risiko ist. Dabei kann Ihnen eine Risikomatrix helfen (Tab. 4.2).

Bewerten Sie die Wahrscheinlichkeit, dass das Risiko auftritt und den Schaden, der dadurch entstehen kann. Im Anschluss legen Sie bei Bedarf Maßnahmen fest, um das Problem zu vermeiden.

Betrachten wir die Risikomatrix am Beispiel der Familie Müller (Tab. 4.3).

Die Maßnahmen, die zur Vermeidung von gravierenden Risiken festgelegt wurden, sollen in die Aktivitätenplanung (unten) aufgenommen werden.

Planung des Projektablaufs

Sie können einige einfache Werkzeuge einsetzen, um den Ablauf des Projekts genau zu planen.

Tab. 4.2 Risikomatrix

Wahrscheinlichkeit	Schaden	Maßnahme
Gering oder mittel	Gering oder mittel	Keine
Hoch	Schwer	Unbedingt Maßnahme planen
Gering oder mittel	Schwer	Evtl. Maßnahme planen
Hoch	Gering	Evtl. Maßnahme planen

Tab. 4.3 Risikomatrix für den Hausbau

Risiko	Wahrschein-lichkeit	Schaden	Maßnahme
Ver-zögerung bei Material-lieferung	Hoch	Schwer	Liefertermin vertraglich vereinbaren, bei Nicht-einhaltung Vertrags-strafe
Ver-zögerung durch schlechtes Wetter	Gering	Mittel	Keine Maßnahme erforderlich, da in der Zeitplanung berück-sichtigt

An dieser Stelle werden wichtige Informationen zu den einzelnen Instrumenten aufgeführt. Mithilfe verschiedener Beispiele aus dem Gesundheitswesen werden diese Werkzeuge noch einmal vorgestellt (Kap. 6). Die Instrumente sind praktisch erprobt und miteinander in zeitlicher Abfolge kombinierbar.

Praxistipp
Wenn Sie zum ersten Mal ein Projekt leiten, können Sie sich an den einzelnen Planungsschritten durch das Projekt »hindurch hangeln«. Auch für erfahrene Projektmanager sind diese Planungsschritte in Kooperation mit dem Projektteam ein hilfreiches Gerüst für die Planung des Projektablaufs.

Meilensteinplanung
Meilensteine sind wichtige Etappen im Projektver-lauf. Durch die Meilensteinplanung verschaffen Sie sich zunächst einen groben Überblick über die einzelnen Etappen des Projekts. Dadurch wird das Projekt übersicht-lich, es wird in einzelne Teile gegliedert und die zeitliche Planung wird ermöglicht.

Denken wir an Familie Müller. Frau Müller fragt den Architekten, wann sie zum ersten Mal in ihrer neuen Küche kochen kann. Der Architekt plant folgende Meilensteine:

- Planung der Küche
- Bestellung der Küchenmöbel
- Wasserinstallation
- Elektroinstallation
- Fliesen verlegen
- Aufbau der Küchenzeile
- Anschluss der Elektrogeräte

Die einzelnen Etappen werden zeitlich realistisch geplant, so dass der Architekt im Anschluss an die Meilensteinplanung einen ungefähren Zeitpunkt benennen kann.

Wenn Sie das erste Mal in einer Projektgruppe zusammenarbeiten, stellt sich vielleicht die Frage, warum überhaupt Meilensteine geplant werden. Der Grund hierfür ist, zunächst einen groben Überblick über das Projekt zu gewinnen, um wichtige Bereiche nicht zu übersehen. Die Meilensteine sind das Grundgerüst aller Aktivitäten und können bei der Aktivitätenplanung ähnlich einem Inhaltsverzeichnis genutzt werden.

Die Meilensteinplanung ist Grundlage der detaillierteren Projektplanung und muss deshalb schriftlich beziehungsweise grafisch festgehalten werden.

Aktivitätenplanung

Anhand der Meilensteine werden nun die einzelnen Aktivitäten identifiziert, die erforderlich sind, um den nächsten Meilenstein zu erreichen. Bei dieser Aufgabe sollte das Projektteam möglichst sorgfältig vorgehen, weil es im Projektverlauf zu Verzögerungen kommt, wenn einzelne Aktivitäten fehlen.

Bestellt Familie Müller keine Fliesen, kann das Bad nicht planmäßig eingebaut werden.

Die Aktivitätenplanung ist somit das Kernstück der Projektplanung. Sammeln Sie zunächst alle Aktivitäten, die dem Projektteam einfallen auf Kärtchen und versuchen Sie diese an einer Pinnwand zu ordnen. Sie haben dann die Möglichkeit, einzelne Aktivitäten zu ergänzen oder zu verschieben. Planen Sie auch Aktivitäten, die für den geordneten Ablauf des Projekts notwendig sind, also Abstimmungen mit dem Auftraggeber, Bestellungen, Besprechungen, das Erstellen von Statusberichten oder die Planung von Terminen für die Teamtreffen.

Wenn Sie alle Aktivitäten auf der Pinnwand gesammelt haben, ergibt sich aus den Meilensteinen und der Aktivitätenplanung eine Projektstruktur, die Sie z. B. in Form eines Diagramms darstellen können (Abb. 4.3).

W-Planung

Alle Aktivitäten werden nun mithilfe der W-Planung genauer betrachtet. Unter W-Planung versteht man prinzipiell die Beantwortung der folgenden Fragen.

- Was?
- Wer?
- Bis wann?

Jede Aktivität der Projektstruktur wird nun in eine Tabelle übernommen und anschließend festgelegt, wer für die Durchführung verantwortlich ist und bis wann die Aktivität durchgeführt sein muss (Tab. 4.4).

Aus der Tabelle erkennen Sie, dass verschiedene Aktivitäten parallel geplant werden können. Außerdem wird deutlich, dass bei einer Verzögerung alle nachfolgenden Aktivitäten möglicherweise ebenfalls verzögert stattfinden.

Wichtig ist deshalb, dass die Person, die eine Aktivität übernimmt, den Abschluss dieser Tätigkeit auch verbindlich zusagt. Die Person muss deshalb den Zeitbedarf für diese Aufgabe realistisch mit der zur Verfügung stehenden Zeit abgleichen. Dabei bedeutet »Bis wann?« eine feste Zusage. Teammitglieder neigen jedoch dazu, eine Zeitressource falsch einzuschätzen.

Zur Überprüfung der bisherigen Planung dient deshalb der Realitätscheck.

Realitätscheck

Jedes noch so ausführlich geplante Projekt geht schief, wenn die Planung nicht einem Realitätscheck unterzogen wird. Dabei wird zum einen die Vollständigkeit der Aktivitäten überprüft zum anderen wird die Terminplanung hinterfragt und ggf. berechnet.

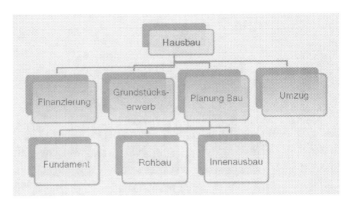

Abb. 4.3 Projektstruktur. Projektstrukturplan für den Hausbau

Tab. 4.4 W-Planung für den Hausbau

Was?	Wer?	Bis wann?
Kalkulation der Eigen-mittel	Herr Müller	Sonntag, 13.03
Kalkulation der monatlichen Fix-kosten	Frau Müller	Sonntag, 13.03
Berechnung der Gesamtkosten	Frau und Herr Müller	Sonntag, 20.03
Berechnung des Finanzbedarfs	Frau und Herr Müller	Sonntag, 20.03
Einholen von ver-schiedenen Angeboten	Frau Müller	Sonntag, 27.03
Vergleich	Frau und Herr Müller	Sonntag, 10.04
Verabredung von Gesprächsterminen	Frau Müller	Dienstag, 12.04
Entscheidung bezüg-lich Darlehen	Frau und Herr Müller, Oma	Sonntag, 24.04
Antragstellung	Frau und Herr Müller	Dienstag, 26.04
Eröffnung eines Kontos zur Aus-zahlung des Darlehens	Frau und Herr Müller	Sonntag, 15.05

Da Familie Müller in den Osterferien in Urlaub fahren möchte, kann die ursprüngliche Terminplanung nicht eingehalten werden.

Beantworten Sie deshalb folgende Fragen, bevor Sie die Aufgaben und den Ablauf des Projekts definitiv festlegen.

• Sind die Aktivitäten vollständig?
• Ist die Planung zuverlässig?
• Ist die Planung konkret?
• Ist die Planung realistisch?
• Können Termine tatsächlich so eingehalten werden?
• Ist der Zeitbedarf angemessen?
• Müssen Zeitpuffer eingeplant werden?

- Hat die verantwortliche Person die erforderlichen Kapazitäten?
- Wann muss die verantwortliche Person spätestens mit der Aufgabe beginnen?

Die Einschätzung des Zeitbedarfs durch die verantwortliche Person ist häufig fehlerhaft, da der Zeitaufwand meist mit der Dauer verwechselt wird. Dies soll an einem kleinen Rechenbeispiel verdeutlicht werden.

Für eine Aufgabe wird ein Zeitaufwand von 20 Arbeitsstunden angenommen. Die verantwortliche Person geht deshalb davon aus, dass sie diese Aufgabe innerhalb von 3–4 Tagen abschließen kann. Allerdings stehen der Person pro Arbeitstag lediglich 1–2 Arbeitsstunden für die zusätzliche Aufgabe zur Verfügung. Die Dauer der Aktivität muss also mit etwa 3–4 Wochen berechnet werden. Würden Sie die Person fragen, wie lange sie für eine Aufgabe mit dem Aufwand von 20 Arbeitsstunden benötigt, würde sie evtl. antworten *»Das kann ich in 3–4 Tagen erledigen.«* obwohl die tatsächliche Dauer bei 3–4 Wochen liegt.

Die berechneten Aufgaben können nun zur besseren Planung des zeitlichen Verlaufs Ihres Projekts in ein Gantt-Diagramm eingetragen werden.

Ein weiterer wichtiger Faktor des Realitätschecks ist die **Kostenkalkulation.** Wenn der Zeitbedarf berechnet wurde oder abgeschätzt werden kann, müssen auf der Basis dieser Ergebnisse auch die Arbeitsstunden der Mitarbeiter in die Berechnung mit einfließen. In einer Projektgruppe, die v. a. Entwicklungs- und Innovationsprojekte bearbeitet, wird ein großer Teil der Kosten durch die Arbeitszeit der Teilnehmer verursacht.

Wenn die Projektkosten durch die Zusammenstellung der Gruppe in die Höhe getrieben werden, müssen Sie dies schnellstmöglich mit dem Auftraggeber abklären.

Die errechneten Zeiten und Kosten müssen in jedem Fall mit dem Auftraggeber abgestimmt werden, am besten sollte die Abstimmung schriftlich erfolgen, um Konflikte im Anschluss zu vermeiden. Die Kosten sind der häufigste Faktor, der Projekte scheitern lässt.

Gantt-Diagramm

Das Gantt-Diagramm ist ein Werkzeug zur grafischen Darstellung des Projektablaufs, benannt nach dem Unternehmensberater Henry L. Gantt (1861–1919). Alle Aktivitäten werden in ein Balkendiagramm entlang einer Zeitachse eingetragen. Die Balken stellen dann den zeitlichen Ablauf des Projekts in einem vertikalen Kalender dar. So weiß jedes Teammitglied der Projektgruppe zu jeder Zeit, welche Aufgaben aktuell zu erledigen sind.

Das Gantt-Diagramm bietet einen guten Überblick über den Verlauf des Gesamtprojekts und zeigt außerdem, welche Aufgaben parallel verlaufen können und welche Aufgaben voneinander abhängen.

Schnittstellen im zeitlichen Ablauf von verschiedenen Aktivitäten müssen sorgfältig geplant werden. Wenn Aktivitäten voneinander abhängig sind, muss evtl. ein Zeitpuffer geplant werden, um nachfolgende Aktivitäten nicht zu blockieren.

Die Projektgruppe muss dies bei der Erstellung des Gantt-Diagramms beachten und das Diagramm im Anschluss zu jeder Zeit im Blick haben.

Am Beispiel von Familie Müller wird ein Gantt-Diagramm für den Hausbau vorgestellt (Abb. 4.4).

Die Erstellung eines Gantt-Diagramms erfolgt im Projektmanagement normalerweise durch eine spezielle Software, die allerdings häufig mit hohen Kosten ver-

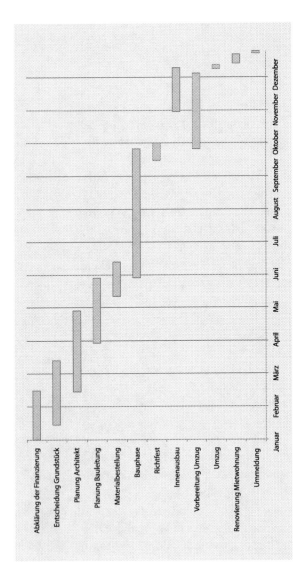

Abb. 4.4 Gantt-Diagramm: Hausbau

bunden ist. Teilweise können Programme auch frei heruntergeladen werden, allerdings sind diese oftmals in englischer Sprache. Eine erste Auswahl bietet wikipedia (https://de.wikipedia.org/wiki/Gantt-Diagramm).

Praxistipp
In normalen Tabellenkalkulationsprogrammen findet man gewöhnlich eine Funktion (gestapeltes Balkendiagramm) zur Erstellung eines einfachen Gantt-Diagramms. Alternativ können Sie die Balken in einen Jahreskalender eintragen und dadurch die zeitliche Planung übersichtlich darstellen.

Projektplanungssoftware
Spezielle Software für das Projektmanagement wird von verschiedensten Anbietern meist kostenpflichtig angeboten. Wenn Sie mit spezieller Software arbeiten möchten, müssen Sie sich in das Programm einarbeiten.

In den meisten Projekten im Gesundheitswesen genügen ein herkömmliches Textverarbeitungsprogramm und ein Tabellenkalkulationsprogramm um ein Projekt zu managen.

Als Beispiel für Dateien, die Sie mit herkömmlicher Software erstellen können, wird an dieser Stelle ein Beispiel für einen Netzplan dargestellt. Der Netzplan ist ein Projektmanagementinstrument, das bei der Erstellung etwas komplizierter ist und sowohl den zeitlichen Ablauf als auch die Struktur eines Projekts grafisch darstellt.

Im Unterschied zum Gantt-Diagramm kann im Netzplan der Beginn und das Ende einer Tätigkeit noch weiter differenziert werden, so könnte z. B. der spätestmögliche Anfangszeitpunkt in ein zusätzliches Feld eingetragen werden (Abb. 4.5).

Die verschiedenen Untergruppen des Netzplans können anhand der Projektstruktur angeordnet werden.

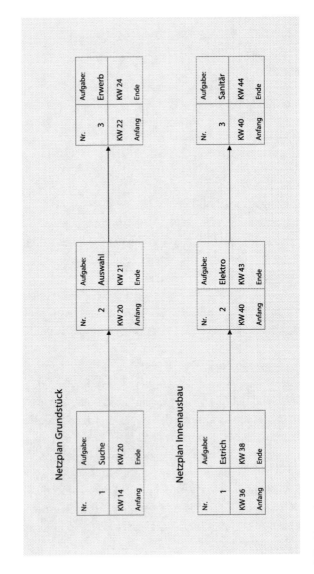

Abb. 4.5   Netzplan

Teamführung

Die Projektgruppe setzt sich aus den unterschiedlichsten Charakteren zusammen und arbeitet in einem zeitlich begrenzten Rahmen miteinander. Daraus ergeben sich Vor- und Nachteile, die Sie bei der Teamführung berücksichtigen sollten.

Wichtigster **Vorteil** ist die Tatsache, dass es je nach Aufbauorganisation, keine hierarchischen Strukturen im Projektteam gibt. Das bedeutet, der Projektleiter »hat nichts zu sagen«. Er muss die Gruppe weisungslos führen und fungiert gegenüber den einzelnen Mitgliedern des Projektteams nicht als Vorgesetzter. Er trägt aber letztendlich die Verantwortung für das Ergebnis der Projektarbeit. Dieser größte Vorteil ist somit auch der größte Nachteil. Betrachten Sie ihn jedoch besser als Chance und Herausforderung.

Das Projektteam muss also gemeinsam planen, Entscheidungen treffen, kreativ gestalten und kommunizieren.

Aufgabe des Projektleiters ist es, dieses Projekt zu leiten, den Überblick zu wahren, die Kommunikation mit dem Projektteam zu fördern, als Ansprechpartner zur Verfügung zu stehen und die Absprachen mit dem Auftraggeber vorzunehmen.

Von Vorteil ist ebenfalls, dass alle Mitglieder des Projektteams gleichberechtigt sind, unabhängig von ihrer Position im Unternehmen und von ihrer Qualifikation. Auch dieser Vorteil kann u. U. zum Nachteil werden, wenn es im Projektteam zu erheblichen Konflikten kommt, die die Zusammenarbeit behindern (Kap. 3; Top im Gesundheitsjob: Einfach ein gutes Team).

Schließlich ist auch die zeitliche Begrenzung der Zusammenarbeit ein Vor- und Nachteil. Jedes Mitglied des Projektteams, kann absehen, wann die Aufgabe abgeschlossen ist. Andererseits ist gerade der Zeitdruck für viele Projekte ein großes Problem.

Projektsteuerung

Eine wichtige Aufgabe im PM ist die Steuerung oder das Controlling eines Projekts. Dazu gehören verschiedene Aufgabenbereiche.

- Der Projektleiter verschafft sich einen kontinuierlichen Überblick über den aktuellen Stand des Projekts.
- Die Einhaltung der Termine wird kontrolliert.
- Der aktuelle Stand des Projekts wird an die einzelnen Teammitglieder kommuniziert.
- Der aktuelle Stand des Projekts wird an den Auftraggeber kommuniziert.
- Bei Abweichungen vom Plan werden kurzfristig Korrekturmaßnahmen geplant und durchgeführt.

Für die einzelnen Aufgaben stehen wiederum verschiedene Werkzeuge zur Verfügung.

Familie Müller erwartet von der Bauleitung eine regelmäßige Information über den aktuellen Stand der Bauarbeiten, damit sie ihre Mietwohnung rechtzeitig kündigen und den Transporter für den Umzug reservieren kann.

Ampelsteuerung

Die Ampelsteuerung ist eine Methode, die den aktuellen Stand des Projekts auf einen Blick sichtbar macht. Dazu markieren Sie im Gantt-*Diagramm* oder im Jahreskalender, indem Sie den zeitlichen.

Ablauf des Projekts geplant haben, ob eine Aufgabe planmäßig durchgeführt wird. Behalten Sie dabei auch den Kostenfaktor im Auge.

- Alle Aufgaben, die im Plan liegen, werden mit **grüner Farbe** markiert. Aufgaben, die zwar von der Planung abweichen, die jedoch ohne großen Aufwand noch durchführbar sind, werden ebenfalls grün markiert. Alle Aufgaben, bei denen die Kostenplanung nicht eingehalten werden kann, werden ebenfalls mit grüner Farbe markiert.
- Aufgaben, bei denen ein Zeitverzug oder eine Überschreitung der geplanten Kosten droht, werden mit **gelber Farbe** markiert. Bei diesen Aufgaben ist besondere Vorsicht geboten.
- Aufgaben, die nicht mehr in der Zeitplanung liegen bzw. bei denen die Kosten die Planung schon deutlich überschritten haben, werden mit **roter Farbe** markiert. Die Auswirkungen der rot markierten Aktivitäten müssen an den Auftraggeber gemeldet werden.

Die Ergebnisse der Ampelsteuerung müssen nun an alle beteiligten Personen kommuniziert werden.

Steuerungsbesprechungen
Wenn Sie den Projektablauf zeitlich planen, werden in die Planung auch Termine für regelmäßige Besprechungen und Treffen des Projektteams aufgenommen. Dazu gehören Planungssitzungen, wie etwa die Kick-off-Veranstaltung, der Startworkshop und die Meilensteinsitzung, aber auch regelmäßige Treffen der Projektgruppe in der Durchführungsphase.

Praxistipp
Diese regelmäßigen Sitzungen sollten so geplant werden, dass alle Mitglieder des Projektteams langfristig planen können.

Am besten eignet sich deshalb der sog. Jour Fix, also ein fest-gelegter Tag, an dem immer ein Gruppentreffen stattfindet, z. B. jeder erste Montag im Monat.

Wenn sich in der Ampelsteuerung jedoch rot markierte Aktivitäten zeigen, können Sie normalerweise nicht bis zum nächsten Jour Fix warten, um das Problem zu lösen. In diesem Fall muss kurzfristig eine Ad-hoc-Besprechung stattfinden, eine sog. Blitzrunde.

Meist können nicht alle Mitglieder des Projektteams kurzfristig an Blitzrunden teilnehmen, die Blitzrunde wird dann trotzdem durchgeführt. Die Projektgruppe wird im Anschluss in Form eines kurzen Protokolls über das Ergebnis der Blitzrunde informiert.

Bei allen Besprechungen muss vorab festgelegt werden, wer die Protokollführung übernimmt.

Abweichungen und Korrekturen

Alle rot markierten Aktivitäten der Ampel werden als Abweichung vom Projektplan betrachtet und erfordern kurzfristige, gezielte Korrekturmaßnahmen, um das Projektergebnis abzusichern.

Bei gelb markierten Aktivitäten können ebenfalls Korrekturmaßnahmen geplant werden, im Normalfall ist es jedoch ausreichend, dies beim nächsten Jour Fix in die Tagesordnung aufzunehmen.

Die geplanten Korrekturmaßnahmen müssen nun in die Aktivitätenplanung, die W-Planung und die zeitliche Planung integriert werden. Sobald die Korrekturmaßnahme abgeschlossen ist, sollten Sie über-prüfen, ob die Maßnahme geeignet und ausreichend war.

Reporting

Selbstverständlich möchte auch der Auftraggeber über den Verlauf des Projekts regelmäßig informiert werden. Da der Zeitaufwand am Jour Fix teilzunehmen für den Auftraggeber vermutlich zu hoch ist, muss das Projektteam regelmäßig berichten, welche Phase des Projekts aktuell durchgeführt wird.

> **Praxistipp**
> Von Vorteil ist die Verwendung eines Formulars für diese Statusberichte. Zum einen kann der Auftraggeber vergleichsweise schnell überschauen, was aktuell gemacht wird zum andern ist der Aufwand für die Berichterstattung gering, wenn lediglich einen vorgedrucktes Formular ausgefüllterden muss.

Ein Beispiel für einen Statusbericht finden Sie im Anhang (Anhang 4).

Der Projektleiter unterschreibt den jeweiligen Statusbericht, da er für den Verlauf die Verantwortung trägt, der Auftraggeber unterschreibt den jeweiligen Statusbericht und erklärt dadurch, dass er die Informationen zur Kenntnis genommen hat.

Projektabschluss

Sobald der geplante Abschlusstermin des Projekts erreicht wurde bzw. dann, wenn alle geplanten Aktivitäten durchgeführt wurden, sollte der Projektabschluss stattfinden.

> Für die Projektteilnehmer und den Auftraggeber wird zum Abschluss des Projekts ein Abschlussbericht erstellt (Anhang 5).

Durch die schriftliche Fixierung des Projektendes wird nicht nur ein auf offizieller Abschluss des Projekts vorgenommen, es solle auch eine rückblickende Betrachtung stattfinden. Alle Mitglieder des Projektteams sollten in einer Projektabschlussbesprechung auf die gemeinsame Arbeit zurückschauen und diese bewerten.

- Was wurde gut bewältigt?
- Was lief nicht gut?
- An welchen Schnittstellen traten Probleme auf?
- Warum traten Verzögerungen auf?
- War die Projektplanung sinnvoll?
- Konnten Zusagen eingehalten werden?
- Welche Erkenntnisse können in zukünftigen Projekten hilfreich sein?
- Welche Formulare können in zukünftigen Projekten genutzt werden?

Die Beantwortung dieser Fragen dient nicht dazu, die Arbeit des Projektteams zu kritisieren, im Gegenteil sollen die Erfahrungen und Erkenntnisse aus der Projektarbeit für die Zukunft genutzt werden.

Praxistipp
Der Projektabschluss kann auch der Zeitpunkt für eine kleine Feier des gemeinsamen Erfolgs sein. Sie sollten deshalb auch die positiven Aspekte der Teamarbeit gezielt in den Blickpunkt rücken.

Fazit

- Die verschiedenen Phasen und Werkzeuge des Projektmanagements können wie eine Bedienungsanleitung betrachtet werden.
- Die Initialisierung eines Projekts kann eine positive Einstellung und Motivation erzeugen.
- Die Planungsphase ist ein entscheidender Erfolgsfaktor.

- Bei der Durchführung eines Projekts muss ein geeignetes Controlling stattfinden.
- Die grafische Darstellung erleichtert den Überblick über den aktuellen Stand.
- Probleme und Abweichungen müssen zeitnah erkannt werden.
- Die sieben Werkzeuge sollten chronologisch benutzt werden.
- Der Projektabschluss dient auch der Auswertung der gemeinsamen Arbeit.

5

Praktische Projektdurchführung

Holzhacken ist deshalb so beliebt, weil man bei dieser Tätigkeit den Erfolg sofort sieht. (Albert Einstein)

Nachdem Sie nun die einzelnen Werkzeuge aus der Werkzeugkiste betrachtet haben, sollen diese beispielhaft an einem Projekt aus dem Gesundheitswesen ausprobiert werden.

5.1 Beispielprojekt: Einführung einer neuen EDV-Software

Zur Darstellung des Projektmanagements wurde ein Projekt ausgewählt, das in allen Einrichtungen des Gesundheitswesens auftreten kann und das leicht auf andere Bereiche übertragbar ist. Aus diesem Grund sind

© Der/die Autor(en), exklusiv lizenziert an Springer-Verlag GmbH, DE, ein Teil von Springer Nature 2022
S. Schmidt, *Anpacken – Projektmanagement in Gesundheitsberufen,* Top im Gesundheitsjob,
https://doi.org/10.1007/978-3-662-66646-3_5

die Formulierungen relativ allgemein gehalten, etwa was Berufsbezeichnungen betrifft. Das Ziel dieses Beispiels ist es, dass Sie es ohne größeren Aufwand auf Ihr spezielles Projekt übertragen können. Deshalb wurde das Beispiel der Einführung einer EDV ausgewählt.

Versuchen Sie nun, sich selbst in die Lage eines Projektleiters zu versetzen. Sie können in diesem Beispielprojekt die Aufgabe von Schwester Vanessa, also die Mitarbeit im Projekt »Einführung einer EDV« übernehmen.

5.2   Initialisierung

In Ihrer Einrichtung ist schon seit einiger Zeit die Umstellung der Dokumentation auf ein EDV-System geplant. Bisher wurde dieses arbeits- und zeitaufwändige Projekt aus verschiedenen Gründen immer wieder verschoben. Zum einen gab es von Seiten der Mitarbeiter größere Bedenken und Ängste gegenüber der EDV zum anderen ist die Umstellung mit erheblichen Kosten verbunden, die genauer geplant werden mussten.

Da Sie bereits bei Ihrem vorherigen Arbeitgeber mit einer EDV-Dokumentation gearbeitet haben, bittet der Geschäftsführer Sie um einen Gesprächstermin.

Vollkommen ahnungslos kommen Sie zum Gespräch. Zunächst erkundet sich der Geschäftsführer nach Ihren Erfahrungen mit der EDV. Sie haben eine positive Einstellung zu diesem Thema, weil Sie an Ihrem früheren Arbeitsplatz durch die Software eine enorme Zeitersparnis hatten. Der Geschäftsführer bittet Sie deshalb, in den nächsten Monaten ein Projekt für die Umstellung der Dokumentation auf ein EDV-System zu übernehmen. Er bietet Ihnen eine freie Zeiteinteilung an und stellt es Ihnen frei, weitere Informationsmöglichkeiten etwa Fortbildungen oder Kongresse, zu nutzen.

Außerdem sollen Sie eine Arbeitsgruppe zusammenstellen. Finanzielle Einschränkungen von Seiten der Geschäftsführung werden lediglich bei der Anschaffung der erforderlichen Geräte vorgenommen. Diese Kostenkalkulation muss in Absprache mit der Geschäftsführung stattfinden.

Sie beginnen direkt mit der Arbeit, weil Sie sich über das Vertrauen freuen und die Aufgabe als Herausforderung betrachten.

Zunächst beginnen Sie mit der Vorbereitung der Kick-off-*Veranstaltung* und des Startworkshops.

Wichtig ist Ihnen in diesem Zusammenhang, dass alle Mitarbeiter an der Kick-off-Veranstaltung teilnehmen können, da Sie schon seit einiger Zeit feststellen, dass das Thema EDV am Arbeitsplatz gelegentlich besprochen wird. Einige Mitarbeiter warten schon lange auf eine computergestützte Dokumentation, weil sie sich davon eine Arbeitserleichterung versprechen, andere Mitarbeiter lehnen die Arbeit am Computer vehement ab.

In der Kick-off-Veranstaltung werden die Pläne von den Mitarbeitern kontrovers diskutiert, Sie beobachten die Reaktion der einzelnen Personen und überlegen, wen Sie zum Startworkshop einladen könnten.

- Sollen nur Mitarbeiter teilnehmen, die eine positive Einstellung äußern und eventuell bereits Erfahrung gesammelt haben?
- Möchten Sie gezielt Mitarbeiter einladen, die dem Projekt ablehnend gegenüberstehen, um Überzeugungsarbeit zu leisten und dadurch die Akzeptanz bei anderen Skeptikern zu verbessern?

Sie entscheiden sich für die zweite Möglichkeit und laden zum Startworkshop ein. Nach einer Kennenlernphase beginnt die Projektgruppe mit der Arbeit.

Legen Sie gleich zu Beginn einen Projektordner an, in dem Sie alle Dokumente, Protokolle, Formulare, Bestellungen, Lieferscheine etc. sammeln. Wenn Sie Ihre Projektplanung am Computer in einer speziellen Software ablegen möchten, erstellen Sie die Datei. Sie benötigen dann zusätzlich einen Projektordner für die Papierdokumentation.

Beispiel Auftragsklärung
Nach den Informationen aus dem Gespräch mit dem Geschäftsführer versuchen Sie das Formular für den Projektauftrag (Anhang 1) auszufüllen.

Auch wenn Sie glauben zu wissen, worin Ihre Aufgabe besteht, sind diese Informationen für Sie nicht ausreichend. Sie verlassen das Gespräch voller Motivation und stellen bei der Beantwortung der Fragen zur Auftragsklärung fest, dass Sie viele Fragen nur vage beantworten können.

An dieser Stelle können Sie versuchen, die Fragen zur Auftragsklärung nach ihrem Gespräch zu beantworten.
Wichtige Fragen sind hierbei:

- Was soll erreicht werden?
- Wie viel Zeit steht zur Verfügung?
- Wie viel darf das Projekt kosten?
- Gibt es Besonderheiten zu beachten?
- Dabei ist die schwierigste und entscheidende Frage, was das eigentliche Ziel des Projekts ist!
- Mit den Ihnen zur Verfügung stehenden Informationen und durch Ihre Gespräche mit dem Auftraggeber können Sie nicht alle Fragen eindeutig beantworten. Offen bleibt:
- Das eigentliche Ziel wurde nur grob benannt.

- Die zur Verfügung stehende Zeit ist ebenfalls nicht eindeutig benannt.
- Die Kosten wurden nur für den Bereich der Anschaffungen festgelegt.
- Besonderheiten wurde nicht erwähnt.

Bevor Sie nun mit der eigentlichen Projektarbeit beginnen können, müssen Sie die nur teilweise beantworteten Fragen mit dem Auftraggeber eindeutig klären.

Praxistipp
Verwenden Sie nach Möglichkeit das Auftragsformular, das im Anhang für die Einführung einer EDV beispielhaft ausgefüllt wurde (Anhang 6).

Zielformulierung
Die Zielformulierung als der schwierigste Teil bei der Auftragsklärung, wurde in diesem Formular in Form von übergeordneten Zielen dargestellt. Diese Ziele sollten nun anhand der SMARTRegel – **S** (spezifisch), **M** (messbar), **A** (erreichbar, engl. achievable), **R** (realistisch), **T** (terminiert) – bewertet werden.

Vereinbaren Sie einen Gesprächstermin mit dem Auftraggeber, bei dem Sie die Ziele gemeinsam festlegen und bewerten. Alternativ können Sie die Formulierung und Bewertung schon vorab vornehmen, wenn der Geschäftsführer den Zeitaufwand nicht leisten kann oder will.

Praxistipp
Überlegen Sie auch, ob Ihnen sog. »Nicht-Ziele« einfallen, wenn Ihnen die Zielformulierung schwerfällt.

Mögliche Nicht-Ziele bei der EDV Einführung wären z. B.:

- Die Dokumentation mit der EDV ist für die Mitarbeiter mit einem erheblichen Zeitaufwand verbunden.
- Der bürokratische Aufwand für Dokumentationsaufgaben wird durch das Projekt nicht reduziert.
- Die Benutzerfreundlichkeit des Programms ist mangelhaft.
- Die Zugriffsrechte sind nicht geregelt, die Nachvollziehbarkeit ist beeinträchtigt.

Bedenken Sie in dieser Phase auch, wer Ihr Ansprechpartner ist. Müssen Sie alle offenen Fragen mit dem Geschäftsführer persönlich abklären oder wenden Sie sich an das Sekretariat? Müssen andere Abteilungen im Unternehmen in Entscheidungen einbezogen werden, z. B. die Technik, die IT-Abteilung oder der Betriebsrat? Wer ist befugt, Ihnen Aufträge zu übermitteln, Entscheidungen zu treffen und den Auftrag abschließend zu vergeben?

Überprüfen Sie, dass Sie niemanden vergessen, der evtl. in das Projekt einbezogen werden muss. In großen Organisationen kann hierfür das Organigramm hilfreich sein.

Halten Sie nun alle Informationen schriftlich fest und sorgen Sie dafür, dass der Auftrag von Ihnen und dem Auftraggeber in Absprache unterschrieben wird.

Beispiel Kontextklärung

Auch andere Personen und Organisationen sind am Ergebnis oder an der Durchführung Ihres Projekts interessiert. Sie müssen deshalb überlegen, welche Stakeholder ein Interesse an Ihrem Projekt besitzen könnten. Mögliche Stakeholder:

- Mitarbeiter
- Verwaltung
- Alle anderen Abteilungen im Krankenhaus, im Pflegeheim, in der Praxis

  - Patient, Bewohner, Kunde oder Klient
  - Angehörigen
  - Kostenträger

- Andere Leistungserbringer und Kooperationspartner, z. B.

  - Krankenhäuser
  - Arztpraxen
  - Ambulante Pflegedienste
  - Pflegeheime
  - Bereitschaftsdienste
  - Rettungsdienste etc.

Die Interessen der verschiedenen Stakeholder müssen im nächsten Schritt genauer beleuchtet werden. Dabei spielt der Kostenfaktor in diesem Beispiel eine untergeordnete Rolle.

Überlegen Sie auch, welche Stakeholder Ihr Projekt möglicherweise boykottieren könnten. Müssen Sie diese Erkenntnisse in Ihre Planung mit aufnehmen? Können Sie vorab schon Aufklärungsarbeit leisten, um diese Stakeholder zu überzeugen oder zumindest eine neutrale Einstellung zu erreichen?

Im Folgenden werden alle möglichen Stakeholder Ihres Projekts identifiziert und deren Interessen genauer analysiert.

Beispiel Stakeholderanalyse

Diese Stakeholderanalyse sollten Sie in übersichtlicher Form schriftlich fixieren. Am besten eignet sich hierfür das Formular für die Stakeholderanalyse im Anhang (Anhang 2; Tab. 5.1).

Für den erfolgreichen Verlauf Ihres Projekts sind die Stakeholder »andere Abteilungen«, »Patient« und »Angehörige« unproblematisch. Die Stakeholder »Kooperationspartner« und »Kostenträger« sollten genauer betrachtet werden Besonders beachtet werden müssen die Stakeholder »Verwaltung« und »Mitarbeiter«.

Praxistipp

Ihr Hauptaugenmerk sollte sich auf die Stakeholder »Mitarbeiter« fokussieren, weil hier das größte Einflusspotenzial zu erwarten ist. Der Erfolg Ihres Projekts hängt entscheidend davon ab, wie Sie diese Stakeholder auf Ihre Seite ziehen.

Im Management spricht man auch von der Methode des »Management By Walking Around«, übersetzt »Führung durch Herumgehen«, was bedeutet, vor Ort im Gespräch mit den Mitarbeitern Informationen zu sammeln und in die Arbeit mit einfließen zu lassen. Für ein Projekt mit Stakeholdern im Unternehmen, die zahlreich sind und sehr unterschiedliche Meinungen zum Projekt vertreten, ist diese Methode eine vorteilhafte Option.

Als nächsten Schritt in Ihrem Projekt sollten Sie nun den Risikocheck durchführen.

Praxistipp

Der Risikocheck ist eine Gemeinschaftsaufgabe für das gesamte Projektteam, da dann Optimisten und Pessimisten vertreten sind. Mögliche Techniken sind Brainstorming oder Brainwriting. Eine ungewöhnliche Methode wäre es,

Tab. 5.1 Stakeholder der EDV-Einführung

Stakeholder	Erwartungen	Einstellung: positiv, negativ, neutral	Einfluss: hoch, mittel, niedrig
Mitarbeiter	Die Mitarbeiter äußern unterschiedlichste Erwartungen von aufgeschlossen und interessiert über desinteressiert und ängstlich bis hin zu völliger Ablehnung	Positiv oder negativ	Hoch
Verwaltung	Die Verwaltung möchte eine Zeitersparnis durch die Vernetzung mit den dokumentierenden Abteilungen erreichen	Positiv	Mittel
Andere Abteilungen	Die anderen Abteilungen erwarten, dass durch die EDV Prozesse in der Dokumentation koordiniert ablaufen und die Mitarbeiter in der Dokumentation die dadurch gewonnene Zeit einsetzen, um andere Abläufe an Schnittstellen besser zu koordinieren. Lediglich für die Umstellungsphase erwarten sie Probleme	Neutral oder positiv	Gering
Patient, Bewohner, Klient	Der Patient erhofft als Folge der EDV geregelte Abläufe und dadurch eine Zeitersparnis im Behandlungsverlauf. Der Patient befürchtet, dass der Datenschutz nicht gewährleistet sein könnte	Neutral, positiv oder negativ	Gering
Angehörige	Die Angehörigen erwarten von der EDV, dass die dokumentierten Inhalte eine rechtliche Sicherheit bedeuten	Neutral, positiv oder negativ	Gering
Kooperationspartner	Andere Leistungserbringer und Kooperationspartner erwarten, dass Informationen über den Patienten zeitnah übermittelt werden, im Falle einer Kooperation erwarten sie eventuell die Kompatibilität mit der eigenen Software	Positiv	Mittel
Kostenträger	Kostenträger erwarten eine rechtssichere, korrekte Dokumentation und eine zeitnahe Kommunikation, ggf. wird eine Kompatibilität für die Abrechnung erwartet	Positiv	Mittel, ggf. hoch

einen Teilnehmer als vehementen PC-Gegner ein Statement abgeben zu lassen.

Wenn Sie keine konkreten Risiken erkennen können, arbeiten Sie mit der **Risikocheckliste** der häufigsten Risiken:

- Überraschende Veränderung des Projektauftrags
- Der Auftrag wird von den Teilnehmern unterschiedlich interpretiert.
- Der Auftraggeber kann die notwendigen finanziellen Mittel nicht aufbringen.
- Teammitglieder fallen überraschend aus
- Teammitglieder besitzen nicht die erforderliche Kompetenz
- Konflikte im Team führen zu Verzögerungen.
- Die Terminplanung ist nicht realistisch.
- Die Planung ist nicht vollständig.
- Fehlerhafte Materiallieferung
- Das Ergebnis ist am Ende des Projekts nicht mehr aktuell.

In Ihrem Projekt könnten folgende Antworten möglich sein:

- Der Zeitrahmen wird kurzfristig reduziert.
- Die Kosten für die Hardware übersteigen den geplanten Rahmen.
- Die Schulung der Mitarbeiter ist nicht ausreichend.
- Der Teilnehmer aus der Technik hat keine ausreichenden Zeitressourcen.
- Wichtige Aktivitäten fehlen in der Planung.
- Die Lieferung der Hardware erfolgt verzögert.
- Das Aufspielen der Software verursacht Kompatibilitätsprobleme.

Tab. 5.2 Risikomatrix

Wahrscheinlichkeit	Schaden	Maßnahme
Gering oder mittel	Gering oder mittel	Keine
Hoch	Schwer	Unbedingt Maßnahme planen
Gering oder mittel	Schwer	Evtl. Maßnahme planen
Hoch	Gering	Evtl. Maßnahme planen

- Der Übergang von der Papierdokumentation bereitet Schwierigkeiten.

Notieren Sie die Ergebnisse im Risikoformular (Anhang 3). Legen Sie fest, wann eine Aktualisierung dieses Risikoformulars erfolgen soll.

Planen Sie nun, welche Risiken weitere Maßnahmen erfordern.

Dabei kann Ihnen die Risikomatrix helfen (Tab. 5.2).

Bewerten Sie die Wahrscheinlichkeit, dass das Risiko auftritt und den Schaden, der dadurch entstehen kann. Im Anschluss legen Sie bei Bedarf Maßnahmen fest, um das Problem zu vermeiden.

Betrachten wir die Risikomatrix am Beispiel der EDV-Einführung (Tab. 5.3).

Die Maßnahmen, die zur Vermeidung von gravierenden Risiken festgelegt wurden, übernehmen Sie nun in die Aktivitätenplanung (Abschn. 5.2).

Beispiel Projektplanung

Sie können nun Ihre Planungswerkzeuge aus dem Werkzeugkasten holen und mit der Projektablaufplanung beginnen.

Tab. 5.3 Risikomatrix für Ihr Projekt

Risiko	Wahrschein-lichkeit	Schaden	Maßnahme
Verzögerung bei der Lieferung der Hardware	Hoch	Schwer	Liefertermin vertrag-lich vereinbaren, bei Nichteinhaltung Vertragsstrafe
Verzögerung durch Kompatibili-tätsprobleme	Mittel	Schwer	Wird in der Zeit-planung durch Puffer berück-sichtigt

Beispiel Meilensteinplanung
Ihre Meilensteine als wichtige Etappen des Projektverlaufs ermöglichen Ihnen jetzt einen groben Überblick über die einzelnen Etappen des Projekts.

- Hardwareanschaffung
- Softwareauswahl
- Schulung der Mitarbeiter
- Installation
- Testlauf
- Auswertung des Testlaufs
- Endgültige Umstellung

Ihre Meilensteine bilden das Grundgerüst aller Aktivitäten und können bei der Aktivitätenplanung ähnlich einem Inhaltsverzeichnis genutzt werden (Abb. 5.1).

Beispiel Aktivitätenplanung
Anhand der Meilensteine werden nun die einzelnen Aktivitäten identifiziert, die erforderlich sind, um den nächsten Meilenstein zu erreichen. Bei dieser Aufgabe sollte das Projektteam möglichst sorgfältig vorgehen, weil es im Projektverlauf zu Verzögerungen kommt, wenn

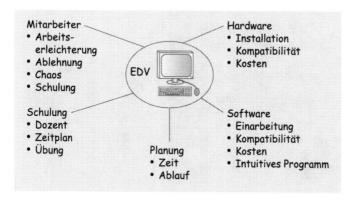

Abb. 5.1 Mind Map zur Meilensteinplanung EDV

einzelne Aktivitäten fehlen. Nehmen Sie sich deshalb genug Zeit für diese Aufgabe.

Auch in Ihrem Projekt entstehen Probleme, wenn wichtige Aktivitäten vergessen wurden. Haben Sie z. B. vergessen, die Elektroinstallation zu überprüfen, könnte ein Kurzschluss zu einem vorübergehenden Ausfall führen und den geplanten Zeitrahmen sprengen.

Die Aktivitätenplanung soll das Kernstück Ihres Projekts werden.

Praxistipp
Wenn Sie alle Aktivitäten auf einer Pinnwand angeordnet haben, können Sie das Ergebnis fotografieren und das Foto allen Teilnehmern aushändigen. Es eignet sich als Inhaltsverzeichnis für Ihren Projektordner, in dem Sie alle notwendigen Dokumente sammeln sollten.

Versuchen Sie nun, Ihre Projektstruktur in Form eines Diagramms darzustellen (Abb. 5.2).

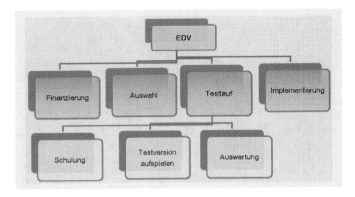

Abb. 5.2 Projektstruktur. Projektstrukturplan für die EDV

Beispiel W-Planung

Alle Aktivitäten werden nun mithilfe der W-Planung genauer betrachtet. Unter W-Planung versteht man prinzipiell die Beantwortung der folgenden Fragen.

- Was?
- Wer?
- Bis wann?

Jede Aktivität der Projektstruktur wird nun in eine Tabelle übernommen und anschließend festgelegt, wer für die Durchführung verantwortlich ist und bis wann die Aktivität durchgeführt sein muss (Tab. 5.4).

Beachten Sie v. a. die Schnittstellen von Aktivitäten in der Tabelle. Kann es durch Verzögerungen einer Aktivität zur Verzögerung von Aktivitäten kommen? Müssen Sie an dieser Stelle einen Zeitpuffer einplanen?

Lassen Sie die verantwortlichen Personen noch einmal ihre Zeitressourcen überprüfen. Waren die Zeitkapazitäten realistisch oder muss eine Anpassung vorgenommen

Tab. 5.4 W-Planung für Ihr Projekt

Was?	Wer?	Bis wann?
Berechnung der Anschaffungskosten für die Hardware	Herr B, Verwaltung	15.01
Information über das Hardware Angebot	Herr X, Technik	15.01
Information über das Software Angebot	Frau Y, IT-Abteilung	15.01
Berechnung der Lizenzkosten	Herr M, IT-Abteilung	15.01
Vergleich der verschiedenen Angeboten	Herr M, IT-Abteilung	30.01
Information der Mitarbeiter	Herr A, Geschäftsführung, Herr Z, Fortbildung	05.02
Präsentation der Vorauswahl für die Mitarbeiter	Herr Z, Fortbildung	15.02
Auswahl Software	Herr A, Geschäftsführung	15.02
Bestellung der Hardware	Herr B, Verwaltung	01.03
Bestellung der Software	Herr B, Verwaltung	01.03
Schulung der Mitarbeiter	Herr Z, Fortbildung	31.07
Überprüfung des Schulungserfolgs	Herr Z, Fortbildung	15.08
Installation der Hardware	Herr X, Technik	31.07
Aufspielen der Software Testversion	Frau Y, IT-Abteilung	15.08
Abnahme der Installation	Herr X, Technik in Kooperation mit dem Hersteller	20.08
Vorbereitung Testlauf	Frau Y, IT-Abteilung, Herr Z, Fortbildung	20.08
Durchführung Testlauf	Alle Abteilungsleiter	30.09
Auswertung Testlauf	Frau Y, IT-Abteilung, Herr Z, Fortbildung	10.10
Rückmeldung an den Hersteller	Frau Y, IT-Abteilung	15.10
Aufspielen des Updates	Frau Y, IT-Abteilung	30.10
Einweisung der Mitarbeiter	Herr Z, Fortbildung	30.10
Vergabe der endgültigen Zugriffsrechte	Herr K, Verwaltung	30.10
Erstellung einer Verfahrensanweisung	Frau S, Qualitätsmanagement	15.11

(Fortsetzung)

Tab. 5.4 (Fortsetzung)

Was?	Wer?	Bis wann?
Paralleldokumentation Papier und EDV	Alle Abteilungsleiter	30.11
Endgültige Umstellung der Dokumentation	Frau Y, IT-Abteilung, Herr B, Verwaltung	01.12

werden? Weisen Sie diese Personen noch einmal darauf hin, dass die Zusage verbindlich erfolgen muss.

Mit dem nächsten Werkzeug unterziehen Sie Ihre Aktivitätenplanung dem Realitätscheck.

Beispiel Realitätscheck
Überprüfen Sie zuerst die Vollständigkeit der Aktivitäten, im Anschluss betrachten Sie die Terminplanung noch einmal mit kritischem Blick und fügen Sie ggf. noch Pufferzeiten ein.

Da die Abteilung Technik aufgrund eines großen Wasserschadens kurzfristig keine neuen Aufgaben mehr übernehmen kann, muss die Planung verschoben werden.

Beantworten Sie folgende Fragen, bevor Sie die Aufgaben und den Ablauf des Projekts definitiv festlegen.

- Sind die Aktivitäten vollständig?
- Ist die Planung zuverlässig?
- Ist die Planung konkret?
- Ist die Planung realistisch?
- Können Termine tatsächlich so eingehalten werden?
- Ist der Zeitbedarf angemessen?
- Müssen Zeitpuffer eingeplant werden?
- Hat die verantwortliche Person die erforderlichen Kapazitäten?
- Wann muss die verantwortliche Person spätestens mit der Aufgabe beginnen?

Berechnung der Zeitdauer

Bei der Beschreibung der Werkzeugkiste (Kap. 4) haben Sie den Unterschied zwischen Aufwand und Dauer kennengelernt. Der festgelegte Zeitaufwand muss durch die vorhandenen Zeitkapazitäten pro Tag dividiert werden, um die tatsächliche Dauer festzustellen.

Praxistipp
Lassen Sie alle Mitarbeiter, die aktiv in das Projekt eingebunden sind, die Dauer anhand der Berechnungsformel »Zeitaufwand/Stundenkapazität pro Tag« noch einmal nachrechnen.

Beträgt Der Zeitaufwand beispielsweise 30 h und es stehen 3 h/Tag zur Verfügung, ergibt sich für die Dauer ein Ergebnis von 10 Arbeitstagen, also 2 Wochen, wenn in dieser Zeit keine Abwesenheit oder Urlaub geplant ist und der Mitarbeiter nicht erkrankt.

Führen Sie nun die Planung des zeitlichen Verlaufs Ihres Projekts mit dem Gantt-Diagramm durch.

Kostenkalkulation

Vergessen Sie in diesem Zusammenhang nicht, die Kostenkalkulation noch einmal zu überprüfen. Die Kosten für die Arbeitszeiten der Projektteilnehmer können Sie anhand der Berechnungen jedes einzelnen Mitarbeiters erfassen.

Praxistipp
Legen Sie die Zeit- und Kostenkalkulation abschließend dem Auftraggeber zur Abstimmung vor.

Beispiel Gantt-Diagramm

Ihr Gantt-Diagramm bietet Ihnen jetzt einen guten Überblick über den Verlauf des Gesamtprojekts und zeigt außerdem, welche Aufgaben parallel verlaufen können und welche Aufgaben voneinander abhängen.

Diese Schnittstellen sind für Sie von Bedeutung, weil sie bei der Projektsteuerung gezielt kontrolliert werden sollten.

An dieser Stelle wird ein Beispiel für einen Gantt-Diagramm für die EDV-Einführung dargestellt (Abb. 5.3).

Beispiel Netzplan
Im Unterschied zum Gantt-Diagramm sehen Sie im Netzplan auch noch den Beginn und das Ende einer Tätigkeit (Abb. 5.4).

Praxistipp
Bei unzuverlässigen Teilnehmern oder bei komplizierten, schwer planbaren Aufgaben können Sie mithilfe des Netzplans gezielt nachfragen, ob eine Aufgabe schon begonnen wurde. Aufgaben die verspätet in Angriff genommen werden, können meistens nicht rechtzeitig abgeschlossen werden.

Beispiel Projektsteuerung
Die Ampelsteuerung als eine Methode, die den aktuellen Stand des Projekts auf einen Blick sichtbar macht, wird an dieser Stelle noch einmal wiederholt.

- Alle Aufgaben, die im Plan liegen, werden mit **grüner Farbe** markiert. Aufgaben, die zwar von der Planung abweichen, die jedoch ohne großen Aufwand noch durchführbar sind, werden ebenfalls grün markiert. Alle Aufgaben, bei denen die Kostenplanung nicht eingehalten werden kann, werden ebenfalls mit grüner Farbe markiert.

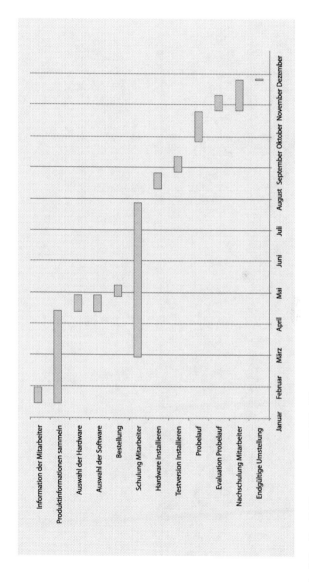

Abb. 5.3 Gantt-Diagramm. EDV-Einführung

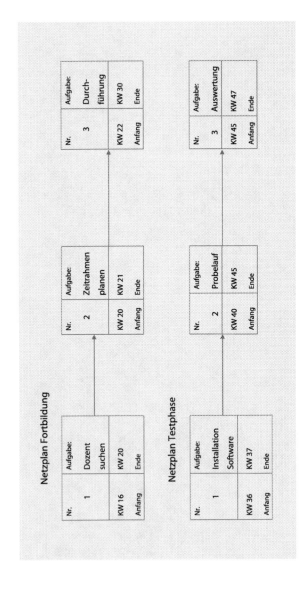

Netzplan Fortbildung

Nr.	Aufgabe:	
1	Dozent suchen	
KW 16	KW 20	
Anfang	Ende	

Nr.	Aufgabe:	
2	Zeitrahmen planen	
KW 20	KW 21	
Anfang	Ende	

Nr.	Aufgabe:	
3	Durch-führung	
KW 22	KW 30	
Anfang	Ende	

Netzplan Testphase

Nr.	Aufgabe:	
1	Installation Software	
KW 36	KW 37	
Anfang	Ende	

Nr.	Aufgabe:	
2	Probelauf	
KW 40	KW 45	
Anfang	Ende	

Nr.	Aufgabe:	
3	Auswertung	
KW 45	KW 47	
Anfang	Ende	

Abb. 5.4 Netzplan. EDV-Einführung

- Aufgaben, bei denen ein Zeitverzug oder eine Überschreitung der geplanten Kosten droht, werden mit **gelber Farbe** markiert. Bei diesen Aufgaben ist besondere Vorsicht geboten.
- Aufgaben, die nicht mehr in der Zeitplanung liegen bzw. bei denen die Kosten die Planung schon deutlich überschritten haben, werden mit **roter Farbe** markiert. Die Auswirkungen der rot markierten Aktivitäten müssen an den Auftraggeber gemeldet werden.

Die Ergebnisse der Ampelsteuerung müssen nun an alle beteiligten Personen kommuniziert werden.

Praxistipp
Planen Sie frühzeitig alle Besprechungen, die langfristig absehbar sind gemeinsam mit dem Projektteam. Verknüpfen Sie die Ausarbeitung von Statusberichten mit dem Protokoll der Besprechungen, damit der Report an den Auftraggeber nicht vergessen wird.

Beispiel Projektabschluss
Nach dem Ihr Projekt abgeschlossen ist, sollten Sie dem Projektabschlussbericht erstellen. Sie können dafür das Formular im Anhang verwenden (Anhang 5).

Praxistipp
Besprechen Sie mit dem Auftraggeber, wo die komplette Projektdokumentation aufbewahrt wird.

Die Projektabschlussbesprechung ist auch der Zeitpunkt für einen Rückblick auf die gemeinsame Arbeit im Projektteam: Halten Sie fest, was richtig gut gelaufen ist, wo gab es Probleme und was sollte im nächsten Projekt verbessert oder berücksichtigt werden.

Vergessen Sie nicht bei einer kleinen Feier einen Schlusspunkt unter das Projekt zu setzen: Danken Sie Ihrem Projektteam für die geleistete Arbeit und den Einsatz!

Fazit

- Diese kurze Beschreibung eines Projektablaufs und die Beispiele der einzelnen Werkzeuge sollen einen Anhaltspunkt für eigene Projekte darstellen. Sie sind keine komplette Projektdokumentation, sondern dienen lediglich als Hilfestellung bei der Durchführung Ihres Projektes.
- Orientieren Sie sich an der Struktur des Projekts, um die Durchführung Ihres Projekts übersichtlich zu gestalten.
- Probieren Sie die 7 Werkzeuge aus, die entsprechenden Formulare des Anhangs dienen als mögliche Vorlage, die Sie an Ihre Bedürfnisse anpassen können.

6

Jetzt können Sie es anpacken

Was wäre das Leben, hätten wir nicht den Mut, etwas zu riskieren.
(Vincent van Gogh)

Damit Sie Ihr Projekt nun erfolgreich anpacken können, werden zum Schluss noch einmal wichtige Aspekte des Projektmanagements dargestellt.

Als Leitfaden für den Projektverlauf sehen Sie an dieser Stelle noch einmal die Struktur des Gesamtprojekts. Diese Struktur sowie die Formulare im Anhang sind das Grundgerüst Ihrer Arbeit. Sie können dieses Grundgerüst als Kopiervorlage für Ihr Projekt verwenden oder an Ihre Bedürfnisse anpassen.

Projektstruktur

- Initialisierungsphase

  - Kick-off-Veranstaltung

© Der/die Autor(en), exklusiv lizenziert an Springer-Verlag GmbH, DE, ein Teil von Springer Nature 2022
S. Schmidt, *Anpacken – Projektmanagement in Gesundheitsberufen,* Top im Gesundheitsjob,
https://doi.org/10.1007/978-3-662-66646-3_6

- Startworkshop

- Planungsphase

    - Auftragsklärung
    - Kontextklärung
    - Risikocheck
    - Planung des Projektablaufs

- Durchführungsphase

    - Teamführung
    - Projektsteuerung

- Abschlussphase

    - Projektabschluss

Wenn Sie jetzt beschließen, ein Projekt in Angriff zu nehmen, sind Sie bestens vorbereitet. Falls dennoch Probleme auftreten, hilft Ihnen der folgende Abschnitt.

6.1   Was tun, wenn es nicht läuft?

Auch erfahrene Projektmanager geraten in unvorhergesehene Situationen, die den Erfolg des Projekts gefährden.

Bei Familie Müller fällt am ersten Arbeitstag der Trockenbauer einer der Bauarbeiter von der Leiter und bricht sich den Arm. Der Zeitplan gerät von Beginn an in Verzug.

Damit Ihr Projekt auch bei Widerständen weiterbesteht, können Sie die folgenden Tipps ausprobieren.

- Ruhe bewahren!
- Machen Sie keine voreiligen Zusagen, erbitten sie sich ggf. Bedenkzeit.
- Vertrauen Sie auf Ihre Instrumente.

- Arbeiten Sie konsequent.
- Versuchen Sie nicht, in Eigenarbeit auszubügeln, was ihr Team Ihnen zugesagt hat.
- Überfordern Sie die Mitarbeiter nicht, lassen Sie ihnen Zeit, mit Veränderungen vertraut zu werden.
- Lassen Sie sich durch Widerstände nicht aus dem Konzept bringen.
- Verändern Sie Ihren Plan nur bei Abweichungen, lassen Sie sich nicht unter Druck zu Änderungen überreden.
- Lassen Sie sich nicht davon abhalten, dass Mitarbeiter Ihre Ideen ablehnen. Versuchen Sie Akzeptanz zu gewinnen.
- Bleiben Sie dran, auch wenn nicht alles auf Anhieb funktioniert.
- Loben Sie Ihr Team!
- Seien Sie stolz auf Ihre Arbeit!
- Belohnen Sie sich und Ihr Projektteam für Erfolge!
- Berücksichtigen Sie, dass jedes Mitglied im Projektteam für den erfolgreichen Projektabschluss mitverantwortlich ist und fordern Sie diese Verantwortung auch ein.

6.2 Erste Hilfe im »Projektnotfall«

Wenn Sie feststellen, dass in Ihrem Projekt Probleme auftauchen, die Sie alleine nicht bewältigen können, betrachten Sie dies als einen »Projektnotfall«. Dabei handelt es sich um Situationen, in denen das Projekt zu scheitern droht.

Mögliche »Projektnotfälle«

- Der Auftraggeber verändert den Auftrag so stark, dass er mit Ihrer bisherigen Arbeit nichts mehr zu tun hat.
- Das Team löst sich auf.

- Das Ziel ist aus den Augen verloren.
- Das Geld geht aus.
- Die Zeit läuft davon.
- Ihre Planung ist ungeeignet und passt nicht mehr.
- Sie können den Sinn des Projekts nicht mehr nachvollziehen.

Im Kreiskrankenhaus Neustadt wurde ein Qualitätsmanagementsystem implementiert. Die Klinikleitung möchte nun auch eine Zertifizierung des Systems vornehmen lassen. Der Qualitätsmanager der Klinik, Herr Böhmer, wird beauftragt, das Projekt Zertifizierung vorzubereiten und durchzuführen. Herr Böhmer beginnt mit der Vorbereitung und lädt zu einer Kick-off-Veranstaltung ein. Schon bei dieser Zusammenkunft wird er mit Kritik aus der Belegschaft konfrontiert. Die Mitarbeiter finden eine Zertifizierung unnötig, kritisieren den Zeit- und Kostenaufwand und befürchten bürokratische Auswüchse. Herr Böhmer lässt sich nicht beirren und versucht, ein Projektteam zusammenzustellen. Auch hierbei hat er enorme Probleme, da die Mitarbeiter dem Projekt unverändert skeptisch gegenüberstehen. Entsprechend dürftig sind die Ergebnisse der Teamarbeit, die Planung ist wackelig, das Projektteam ist demotiviert und einzelne Mitglieder verpassen regelmäßig sämtliche Sitzungen. Von Seiten des Auftraggebers bekommt Herr Böhmer lediglich Zeitdruck vermittelt. Die Klinikleitung interessiert sich nicht für die Schwierigkeiten, mit denen Herr Böhmer zu kämpfen hat, sie möchte nur erreichen, dass die Zertifizierung möglichst schnell erfolgt. Die Widerstände aus der Belegschaft werden ignoriert. Schließlich verliert Herr Böhmer die Lust an der Projektarbeit und den Glauben an den Sinn seiner Aufgabe.

Wichtigste Erste-Hilfe-Maßnahme bei allen «Projektnotfällen» ist die Kommunikation. Dadurch können alle Notfälle zeitnah behoben oder deren Konsequenzen vermindert werden.

Suchen Sie das Gespräch zu den beteiligten Personen, z. B. zu Ihrem Auftraggeber, zu Ihrem Team oder zu den Stakeholdern im Unternehmen.

Bedenken Sie bei allen Gesprächen, dass Sie die Probleme offen ansprechen und zu Ihren Fehlern stehen. Versuchen Sie nicht, das Problem zu verschleiern oder zu beschönigen, um Ihr Projekt zu retten.

Versuchen Sie vielmehr, den Auftrag, das Ziel oder die Planung anzupassen bzw. Ihr Team wieder zu überzeugen.

Herr Böhmer nimmt Kontakt zu allen Beteiligten auf. Er veranstaltet eine Krisensitzung, an der die Leitungsebene und Vertreter der einzelnen Stationen und Funktionsabteilungen teilnehmen. Herr Böhmer berichtet offen von seinen Problemen, versucht die Vorteile einer Zertifizierung zu beschreiben und bittet die einzelnen Abteilungen um Unterstützung. Spontan entscheidet die Klinikleitung zunächst in einem Rundschreiben an die Mitarbeiter detaillierte Informationen über die Zertifizierung zu vermitteln. Das Projektteam wird neu zusammengestellt, einige Interessierte haben sich inzwischen bei Herrn Böhmer gemeldet und sind bereit, in die Projektgruppe einzusteigen. Auch Frau Schenkel, Assistentin der Geschäftsführung, wird im Projektteam mitarbeiten, um den direkten Kontakt zum Auftraggeber zu verbessern. Herr Böhmer verlässt die Krisensitzung mit einem positiven Gefühl.

Durch eine offene Kommunikation kann es gelingen, ein vom Scheitern bedrohtes Projekt zu retten. Zusätzlich zur offenen Kommunikation und Transparenz ist die Überprüfung der Vision eine Erste-Hilfe-Maßnahme bei »Projektnotfällen«.

Hinter jedem Projekt steckt eine Vision. Visionen sind ein Bild von der Zukunft der gemeinsamen Arbeit. Sie sind eine Quelle der Motivation und der Veränderung, insbesondere der Verbesserung. Eine Vision bewirkt u. a., dass die Arbeit sinnvoll und zufriedenstellend ist. Jedes Mitglied des Projektteams muss die Vision verstehen und mittragen. Die Vision, die hinter Ihrem Projekt steht, darf jedoch auch von Ihnen und von anderen Betroffenen in Frage gestellt werden. Dadurch kann sie sich verändern, so dass das gesamte Projekt sich weiterentwickelt (Abb. 6.1).

Die Veränderung einer Vision bzw. eines Projekts bedeutet nicht unbedingt, dass das Projekt selbst, schlecht gemanagt war. Die Veränderung einer Vision kann auch notwendig werden, wenn sich die Umgebungsbedingungen für das Projekt verändert haben. Gelegentlich verändern sich die Rahmenbedingungen so schnell, dass die Aktualität des Projekts bis zum Abschluss der Projektarbeit nicht mehr gegeben ist.

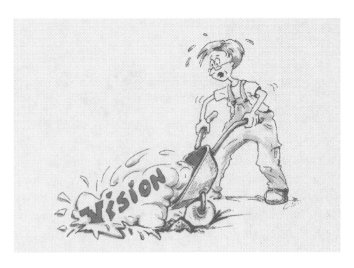

Abb. 6.1 Visionen

Der ambulante Pflegedienst Sonnenschein hat beschlossen, die Pflegedokumentation zu vereinfachen. Eine Projektgruppe überprüft alle Formulare im Dokumentationssystem und kommt zu dem Ergebnis, dass einige nicht mehr aktuell oder geeignet sind. Diese sollen neu erstellt oder gestrichen werden. Die Projektgruppe trifft sich in regelmäßigen Abständen und erarbeitet über Monate neue Formulare. Gleichzeitig werden Schulungen der Mitarbeiter im Umgang mit den neuen Dokumentationsformularen vorbereitet. Nach 11 Monaten hat die Projektgruppe die gesamte Dokumentation aktualisiert. Sie stellt das Ergebnis ihrer Arbeit in einer Teamsitzung vor. Zunächst wird ein Probelauf mit den neuen Formularen beschlossen, im Anschluss solle eine Evaluation stattfinden. Die Erprobungsphase wird auf 2 Monate terminiert. Nach Abschluss der 2 Monate findet wieder eine Teamsitzung statt. Dabei kommt es zum Austausch der Mitarbeiter über die Erfahrungen mit den neuen Formularen. Die Resonanz ist positiv, worüber die Teilnehmer des Projektteams sich freuen. An dieser Teamsitzung nimmt auch der stellvertretende Geschäftsführer teil, der mitteilt, dass die Einrichtungsleitung beschlossen hat, ein komplett neues Dokumentationssystem zu erwerben.

In diesem Fall wurde eine erfolgreiche Arbeit abgeliefert, trotzdem ist das Ergebnis für die Teilnehmer nicht zufriedenstellend.

In jedem Projekt gibt es Rückschläge und Probleme. Dies sollte jedoch nicht dazu führen, dass sofort das gesamte Projekt in Frage gestellt wird. Sie sollten vielmehr zu einer Verbesserung des Projekts beitragen.

Fazit

- Nutzen Sie die Erste-Hilfe-Maßnahme der Kommunikation in allen Fällen, in denen das Ergebnis des Projekts gefährdet ist sofort.

- Verlieren Sie Ihr persönliches Ziel nicht aus den Augen.
- Lassen Sie sich nicht verunsichern, beenden Sie Ihr Projekt mit der gleichen Freude, mit der Sie es begonnen haben.
- Sie und Ihr Team dürfen am Ende eines Projekts auf Ihre Arbeit stolz sein. Zelebrieren Sie Ihren Erfolg z. B. mit einem gemeinsamen Essen.

7

Agiles Projektmanagement

Man löst keine Probleme, indem man sie auf Eis legt. Winston Churchill

7.1 Agilität

Bereits in den 1970er Jahren verwendeten Tom Peters, McKinsey Vorstand, und Rosabeth Moss Kanter, Professorin der Harvard Business School den Begriff „Agilität". Sie beschrieben damit die Fähigkeit von Unternehmen, flexibel zu reagieren und sich dadurch an veränderte Anforderungen anzupassen.

Agiles Arbeiten wird oft in IT-Teams umgesetzt und ist deshalb im Gesundheitswesen nicht verbreitet.

Zu starre Planung und unklare Vorgaben an Projekte führen zu Stillstand oder gar zum kompletten „Einschlafen" eines eigentlich sinnvollen Projekts und zu

© Der/die Autor(en), exklusiv lizenziert an Springer-Verlag GmbH, DE, ein Teil von Springer Nature 2022
S. Schmidt, *Anpacken – Projektmanagement in Gesundheitsberufen,* Top im Gesundheitsjob,
https://doi.org/10.1007/978-3-662-66646-3_7

Frustration bei den Beteiligten. In diesem Fall kann die Herangehensweise des agilen Arbeitens auch in Projekten des Gesundheitswesens hilfreich sein.

7.2 Methode

Einer der bekanntesten Vorgehensmodelle für agiles Projektmanagement ist Scrum. Statt aufwändiger Projektplanung, wie im klassischen Projektmanagement, wird hier iterativ, also Schritt für Schritt, in sogenannten Sprints vorgegangen. Das Projektteam organisiert sich zum größten Teil selbst, während es den Projektmanager im klassischen Sinne nicht gibt.

Das Vorgehen beim Scrum, englisch für „Gedränge", kann grob in 4 Schritte unterteilt werden:

1. Product Backlog: Die Anforderungen des Kunden werden in einzelnen Aufgaben erfasst.
2. Sprint Backlog: die Anforderungen werden anhand ihrer Priorität geordnet. Die wichtigsten Aufgaben werden im nächsten Sprint bearbeitet.
3. Sprint: ein Sprint kann zwischen 1 und 4 Wochen dauern. In dieser Zeit werden nach Möglichkeit die im Sprint Backlog geplanten Aufgaben bearbeitet.
4. Review: Am Ende eines jeden Sprints werden im Rahmen eines Sprint Review die Ergebnisse des aktuellen Sprints vom Team präsentiert und geprüft, ob alle Anforderungen der einzelnen Product Backlog Einträge, die in diesem Sprint bearbeitet wurden, auch wirklich erfüllt werden.

Der Begriff Scrum, „Gedränge" stammt ursprünglich aus dem Rugby und bezeichnet eine Mannschaftsaufstellung, die versucht dem Gegner keinen Raum einzuräumen.

Beim Projektmanagement bedeutet Scrum, dass alle Beteiligten sich treffen (sich zusammen drängen) und ihre Anforderungen zusammentragen. Die Prinzipien des Scrum sind Transparenz, Überprüfung und Anpassung. Dadurch gibt es keinen Stillstand und keine Fehlentwicklung im Projekt, da im definierten Zeitraum ein neuer Sprint gestartet wird und am Ende erneut ein Review stattfindet.

7.3 Scrum im Gesundheitswesen

Die Umsetzung von Scrum im Gesundheitswesen hat große Vorteile, da alle Berufsgruppen bei Projekten ohne großen Aufwand beteiligt werden können.

So können beispielsweise zunächst die Anforderungen jeder Berufsgruppe im Product Backlog und im Sprint Backlog erfasst und berücksichtigt werden. Je nach Anforderung benennt die Berufsgruppe einen Ansprechpartner, der möglichst an den Reviews teilnimmt. Diese können als Serientermin geplant werden und oft ist es ausreichend, 1–1,5 h Zeit dafür zu veranschlagen. Dadurch werden für alle Beteiligten schnell Fortschritte erkennbar.

In der folgenden Abbildung ist ein möglicher Sprint Review im Bereich Verbesserung der elektronischen Patientenakte beispielhaft dargestellt (Tab. 7.1):

Die Tabelle zeigt, dass durch die regelmäßigen Reviews die Bedürfnisse aller Berufsgruppen berücksichtigt werden können. Wenn die Beteiligten vorab eine Einführung in die Funktionsweise des Scrum bekommen, kann die Methode schnell erlernt beziehungsweise ausprobiert werden. Ergebnisse werden dann für alle Bereiche schneller spürbar und der Sinn des Projekts ist nachvollziehbar. Die Bereitschaft, an Veränderungen mitzuwirken steigt, wenn der Effekt schnell erkennbar wird. Dadurch haben Scrums meist eine hohe Akzeptanz.

Tab. 7.1 Beispiel Sprint Nr 1

Titel	Beschreibung	Status	Nutzer	Demo
ZOO-12 Schweigepflichtentbindung	Als Ärztin möchte ich eine einheitliche Schweigepflichtentbindung, in der die Adressen der zuständigen Behörden vorbelegt sind	Fertig, im Echtsystem	Arzt/Ärztin	Ja
ZOO-24 Notfallschein Übernahme in Arztbrief	Als Dienstärztin möchte ich die Inhalte des Notfallscheins automatisiert in den Arztbrief bzw. in die Kurzmitteilung übernehmen	In Bearbeitung, Test durch User	Dienstärztin	Bei Bedarf
ZOO-07 Vitalwerte Fieberkurve	Als Pflegekraft/Ärztin möchte ich die Vitalwerte der Fieberkurve in einer Verlaufsübersicht aufrufen	In Bearbeitung, Rücksprache Hersteller	Arzt/Ärztin Pflege Therapeuten	Nein
ZOO-02 Wertgegenstände	Als Pflegekraft möchte ich das Wertgegenständeformular auch bei hausinternen Verlegungen chronologisch fortführen können	Fertig	Pflege	Ja
ZOO-39 Sign Pads und Patientenzugriff	Als Verwaltung möchte ich Formulare mit Sign Pad direkt im System unterschreiben lassen, ideal wäre ein Patientenbereich im System, in dem der Patient bzw. die Patientin schon vorstationär Formulare bearbeiten kann	Test	Ambulanz Patientin	Bei Bedarf

Tab. 7.1 Mögliche Review Themen

8

In aller Kürze

Projektarbeit ist Teamarbeit und kann dazu beitragen, zeitlich begrenzte Aufgaben in allen Bereichen des Gesundheitswesens strukturiert zu lösen. Dabei ist das Ziel die Verbesserung der eigenen Leistungen oder des Arbeitsumfelds. Gute Ideen können mithilfe des Projektmanagements realisiert werden, bevor sie im Alltagstrott verloren gehen. Dabei können Sie die Werkzeuge des Projektmanagements gezielt nutzen. Die Formulare im Anhang dienen als Hilfsmittel bei der Planung Ihres Projekts und sollten möglichst vollständig ausgefüllt werden.

Beachten Sie Projektkiller und versuchen Sie diese sofort zu eliminieren. Dabei spielt die offene Kommunikation mit Auftraggeber, Projektteam und Stakeholdern eine zentrale Rolle.

Die Berücksichtigung von Zielen, Risiken und Ressourcen sowie die genaue Zeitplanung und Kostenkalkulation

© Der/die Autor(en), exklusiv lizenziert an Springer-Verlag GmbH, DE, ein Teil von Springer Nature 2022
S. Schmidt, *Anpacken – Projektmanagement in Gesundheitsberufen*, Top im Gesundheitsjob,
https://doi.org/10.1007/978-3-662-66646-3_8

sind für einen erfolgreichen Projektabschluss genauso wichtig, wie die Teamführung und die Projektsteuerung. Am Ende eines jeden Projekts steht die Bewertung, die Dokumentation der Ergebnisse und die gemeinsame Abschlussbesprechung im Projektteam.

Weiterführende Literatur

Bergmann, R., & Garrecht, M. (2021). *Organisation und Projektmanagement* (3. Aufl.). Springer Gabler.

Bechtel, P. (2017). *Pflege im Wandel gestalten – Eine Führungsaufgabe: Lösungsansätze, Strategien, Chancen.* Springer.

Broome, A. (1997). *Change-Management in der Pflege.* Ullstein Mosby.

Hill, W., Fehlbaum, R., & Ulrich, P. (1994). *Organisationslehre.* Haupt.

Hofert, S. (2016). *Agiler Führen.* Springer Gabler.

Kämmer, K. (2008). *Pflegemanagement in Altenpflegeeinrichtungen.* Schlüter'sche.

Litke, H.-D., Kunow, I., & Schulz-Wimmer, H. (2018). *Projektmanagement* (4. Aufl.). Haufe-Lexware.

Möller, S. (2010). *Einfach ein gutes Team – Teambildung und -führung in Gesundheitsberufen.* Springer.

Nöllke, M. (2003). *Management.* Haufe.

Schmid, P. (2014). *Praxiskurs Projektmanagement* (6. Aufl.). Walhalla.

Projektauftrag

Projektname: _____ Datum
_____

Projektziel
Teilziele/Nicht-Ziele
Wichtige Phasen
Organisation:

Auftraggeber
Projektleiter
Projektteilnehmer
Termine:

Kick-off
Meilensteine
Projektabschluss
Ressourcen:

Personal/Arbeitszeit
Projektbudget
Statusberichte
Unterschrift Auftraggeber   Unterschrift Projektleiter

© Der/die Herausgeber bzw. der/die Autor(en), exklusiv lizenziert
an Springer-Verlag GmbH, DE, ein Teil von Springer Nature 2022
S. Schmidt, *Anpacken – Projektmanagement in
Gesundheitsberufen*, Top im Gesundheitsjob,
https://doi.org/10.1007/978-3-662-66646-3

Stakeholderanalyse

Stakeholder	Erwartungen und Interessen	Einstellung: positiv, negativ, neutral	Einfluss: hoch, mittel, niedrig

© Der/die Herausgeber bzw. der/die Autor(en), exklusiv lizenziert **119**
an Springer-Verlag GmbH, DE, ein Teil von Springer Nature 2022
S. Schmidt, *Anpacken – Projektmanagement in
Gesundheitsberufen*, Top im Gesundheitsjob,
https://doi.org/10.1007/978-3-662-66646-3

Risikoanalyse

Risiko	Vorbeugende Maßnahmen	Korrekturmaßnahmen	Ergebnis

S. Schmidt, *Anpacken – Projektmanagement in Gesundheitsberufen*, Top im Gesundheitsjob, https://doi.org/10.1007/978-3-662-66646-3

Statusbericht

Projektname: _____ Datum _____		
Status/Projektphase		
Anlass	Ja	Nein
Wenn Ja, Welcher Anlass		
Ziele der aktuellen Phase:	**Erreicht bzw. erreichbar?**	
Aktivitäten der aktuellen Phase:	**Durchgeführt bzw. durchführbar?**	
Probleme und Besonderheiten:	**Maßnahmen und Lösungen**	
Unterschrift Auftraggeber	Unterschrift Projektleiter	

© Der/die Herausgeber bzw. der/die Autor(en), exklusiv lizenziert an Springer-Verlag GmbH, DE, ein Teil von Springer Nature 2022
S. Schmidt, *Anpacken – Projektmanagement in Gesundheitsberufen*, Top im Gesundheitsjob,
https://doi.org/10.1007/978-3-662-66646-3

Abschlussbericht

Projektname: _____ Datum _____	
Ergebnis	
Termine eingehalten	
Erreichte Ziele	
Muss-Ziele	
Soll-Ziele	
Kann-Ziele	
Nicht erreichte Ziele	
Ressourcen:	
Personal/Arbeitszeit eingehalten	
Projektbudget eingehalten	
Statusberichte regulär erstellt	
Unterschrift Auftraggeber	Unterschrift Projektleiter

© Der/die Herausgeber bzw. der/die Autor(en), exklusiv lizenziert
an Springer-Verlag GmbH, DE, ein Teil von Springer Nature 2022
S. Schmidt, *Anpacken – Projektmanagement in
Gesundheitsberufen*, Top im Gesundheitsjob,
https://doi.org/10.1007/978-3-662-66646-3

Projektauftrag

Projektname: Einführung eines EDV-Systems Datum 01.01.2023	
Projektziel	**Implementierung einer Software für alle Unternehmensbereiche**
Teilziele/ Nicht-Ziele	• Verringerung des Zeitaufwands für Dokumentationsaufgaben • Gewährleistung einer rechtssicheren Dokumentation • Vernetzung der Abteilungen • Entlastung der Mitarbeiter
Wichtige Phasen	• Auswahl der Software • Beschaffung • Installation • Schulung • Umstellung
Organisation:	
Auftraggeber	Träger/Geschäftsführer/Einrichtungsleitung/ Inhaber
Projektleiter	Herr X
Projektteilnehmer	Frau Y (PDL), Herr Z (Technik), Frau A (Verwaltung), Frau B (MA)
Termine:	
Kick-off	01.02.2012

© Der/die Herausgeber bzw. der/die Autor(en), exklusiv lizenziert an Springer-Verlag GmbH, DE, ein Teil von Springer Nature 2022
S. Schmidt, *Anpacken – Projektmanagement in Gesundheitsberufen*, Top im Gesundheitsjob,
https://doi.org/10.1007/978-3-662-66646-3

Projektname: Einführung eines EDV-Systems	Datum 01.01.2023
Meilensteine	Auswahl der Software 01.04.2023
	Beschaffung 31.05.2023
	Installation 30.06.2023
	Schulung 30.10.2023
	Umstellung 30.11.2023
Projektabschluss	31.12.2022
Ressourcen:	
Personal/ Arbeitszeit	150 h Projektarbeit, 200 h Fortbildung
Projektbudget	70.000 €
Statusberichte	Alle 4 Wochen, immer zum Monatsende
Unterschrift Auftraggeber	Unterschrift Projektleiter

Stichwortverzeichnis

A

Ablaufplanung 10, 14, 91
Abschlussbesprechung 101, 116
Abschlussphase 17, 49, 104
Ad-hoc-Besprechung 36, 76
Aktivitätenplanung 62, 64, 76, 91, 96
Ampelsteuerung 74, 76, 98, 101
Arbeitsgruppe 14, 41, 83
Arbeitszufriedenheit 13, 19
Auftragsklärung 18, 55–58, 84, 85, 104

B

Belohnung 32, 41
Besprechungskultur 35
Bestrafung 32
Betriebsrat 28, 29, 86

Blitzrunde 36, 76
Brainstorming 42, 43, 88
Brainwriting 42

C

Checkliste
    Projektteam 28
    Risikocheck 61, 90
Controlling 74, 79

D

Delegierung 35
Diskutieren, schriftliches 44
Durchführungsphase 17, 49, 55, 75

E

Einflussfaktor 12

© Der/die Herausgeber bzw. der/die Autor(en), exklusiv lizenziert
an Springer-Verlag GmbH, DE, ein Teil von Springer Nature 2022
S. Schmidt, *Anpacken – Projektmanagement in
Gesundheitsberufen*, Top im Gesundheitsjob,
https://doi.org/10.1007/978-3-662-66646-3

Endlosprojekt 13
Erste Hilfe 105
Eskalation 36

F

Führung 30
Führungskompetenz 18
Führungsstil 32, 33
    autoritärer 33
    kooperativer 34
    partizipativer 34

G

Gantt-Diagramm 69, 74, 97
Gruppenmeeting 36

I

Informationsaustausch 35
Initialisierung 55, 78, 82
Initialisierungsphase 103

J

Jour Fix 36, 76

K

Kick-off-Veranstaltung 35, 51,
    75, 83, 103, 106
Kommunikation 24, 26, 35,
    46, 73, 107, 115
Kompetenz 27, 29, 90
Konfliktbehandlungsphase 38
Konfliktlösung 37, 38

Konfliktpotenzial 25
Kontextklärung 18, 49, 55,
    58, 59, 86
Kopfstandtechnik 43
Kostenkalkulation 68, 83, 97

L

Laisser-faire-Führungsstil 33

M

Management
    Definition 6
Managen 3
Meilensteinplanung 63, 91
Mind Map 43
Moderationstechnik 41
Motivation 30
    extrinsische 30, 31
    intrinsische 30

N

Nebenher-Projekt 13
Netzplan 71
Nicht-Ziel 57, 86

O

Orientierungsphase 37

P

Planen 3
Planung 10, 16, 24, 44, 55,
    63, 66, 68, 75

Planungsaufwand 17
Planungsphase 17, 49, 78, 104
Projekt
Definition 6
Projektablauf 22, 75
Projektabschluss 18, 55, 77, 101, 105, 116, 117, 128
Projektkiller 13
Projektnotfall 105
Projektplanung 13, 55, 64, 78, 84, 91
Projektplanungssoftware 71
Projektsteuerung 18, 55, 74, 98, 104, 116
Projektstruktur 17, 49, 93, 103
Projektwerkzeug 18, 49
Punktabfrage 45

R
Realitätscheck 66, 68
Reporting 77
Risikocheck 18, 49, 55, 61, 88, 104
Risikomatrix 62, 91

S
SMART-Regel 56
Stakeholder 58, 60, 86, 88
Startworkshop 28, 104
Statusbericht 77

Statusbesprechung 36
Steuerungsbesprechung 75
Stolperfalle 24

T
Team 25, 27, 32, 39, 40
Mitglieder 25, 28, 32, 39
Zusammenstellung 40
Teamarbeit 30
Teamführung 18, 49, 55, 73

U
Umsetzen 3

V
Vision 16, 108

W
Werkzeug 16, 18, 47, 55, 61, 102
W-Planung 65, 76, 94

Z
Zeitkalkulation 17
Zielformulierung 56, 57, 85

Printed in the United States
by Baker & Taylor Publisher Services